食べなきゃ
キレイになれません

食べるほどやせて肌も体も若返る食事術

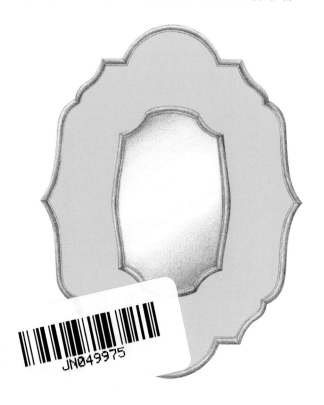

萩野祐子

KADOKAWA

「食べてキレイになる」って、どういうこと？

カロリー制限や食事の量を減らすような
「食べないダイエット」は、
一時的に体重は落とせても、キレイにはなれません。
心と体に必要な栄養素をしっかりとりながら、
不要なものをデトックスしていく——
これがキレイになる唯一の方法なのです。
年齢を重ねるたびに内側から輝く魅力にあふれ、
見た目の美しさも兼ね備えていくには
今日の食事から整えること。
食事を整えると、まずは自分自身が「変化」に驚き、
時間がたつごとに「進化」していくことに気づきます。
だからこそ今、心からあなたにお伝えしたいのです。
「食べなきゃキレイになれません」

「誰もがうらやむ完璧な美人」より
「自分に自信を持って
毎日をすごせるキレイな人」でいよう

誰かにほめられたいからではなく、
自分自身が毎日元気で笑って過ごせるように、
今日から食事を整えてキレイな人になりましょう。
そのために大切なふたつのことは
「何を食べるか」と「どう食べるか」です。
これから徹底的にそのことを深掘りしていきます。
「キレイになりたい」
そう思うのに、遅すぎることはありません。
キレイになることに遠慮も要りません。

食べてキレイになるための ふたつのアプローチ

HOW TO EAT?

「どう」食べるか？

同じものでも食べ方ひとつで結果は大きく変わります。キレイになる食べ方をはじめましょう。

WHAT TO EAT?

「何を」食べるか？

キレイになる食べものを自然と選べるような「意識」と「知識」を身につけましょう。

WHAT TO EAT?

「何を」食べるか？

今日、口にする食べものが、
明日のあなたをつくる

「美容にはビタミン。だから朝は果物のスムージーを飲もう」
「筋肉をつくるたんぱく質をプロテインでとろう」
といったちょっと短絡的なことより二歩も三歩も先にある、
食べものの本質を知ることが何よりも大切です。
「どのような食べものや栄養素が、
私たちのキレイや元気をつくる源になるのか？」
そこを知ると、今までなにげなく手にとっていただけの
食べものの選び方が自然と変わります。
口にする食べもの次第で自分が変化することに
気づく楽しさを味わってください。

結局、キレイをつくるのは「ご飯＋お味噌汁」

ご飯をしっかり食べて、野菜がたっぷり入った具だくさんのお味噌汁を飲む。キレイをつくる食べものは、昔ながらの日本人が実践してきた究極にシンプルなものなのです。

意識すべきは「カロリー」よりも「血糖値」を安定させること

「できるだけカロリーの低い食べものを」と摂取カロリーを抑えることに終始する食事はエネルギー不足を招くもと。太りにくい体を目指すなら血糖値を安定させることを意識しましょう。

キレイを底上げする「若玄米」のパワーに注目

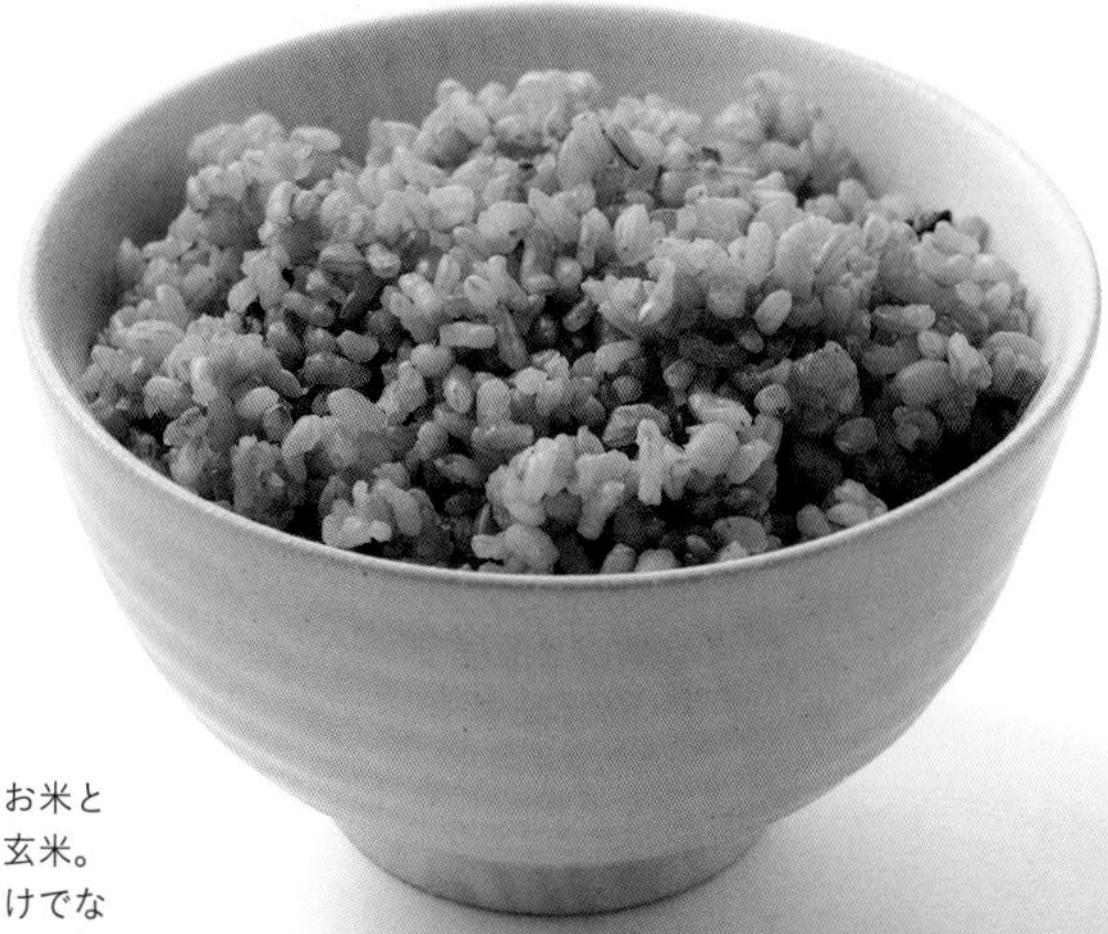

キレイな人が食べているお米として人気に火がついた若玄米。食べやすさとおいしさだけでなく、ビタミン、ミネラル、食物繊維、GABAなど栄養価の高さもキレイにつながっています。

HOW TO EAT?

「どう」食べるか？

食べ方次第で、
結果は驚くほど大きく変わる

「やせにくくなった」「プチ不調を感じやすくなった」
昔の自分と比べて、そう感じたことはありませんか？
年齢を重ねてもキレイに元気でいるためには
食べものを選び、食べ方を意識することが必要不可欠です。
もっとも大切なのは、よく噛んでしっかり食べること。
「あー、おいしかった。お腹いっぱい。ごちそうさまでした！」
と思うたびに、心も体も満たされて
全身がポジティブな方向に整っていきます。
毎日の食べ方をほんの少し見直すだけで
キレイも元気も手に入ることをぜひ実感してください。

ベストバランスは「ご飯：おかず＝6：4」

「整える日」の食べ方の基本は、ご飯とおかずの割合を「6：4」にすることです。野菜たっぷりの具だくさんのお味噌汁もおかずにカウントします。1日3食、合計2合のご飯をしっかり食べましょう。

ここにさらにたんぱく質を含むおかずを「片手1杯分」プラス！

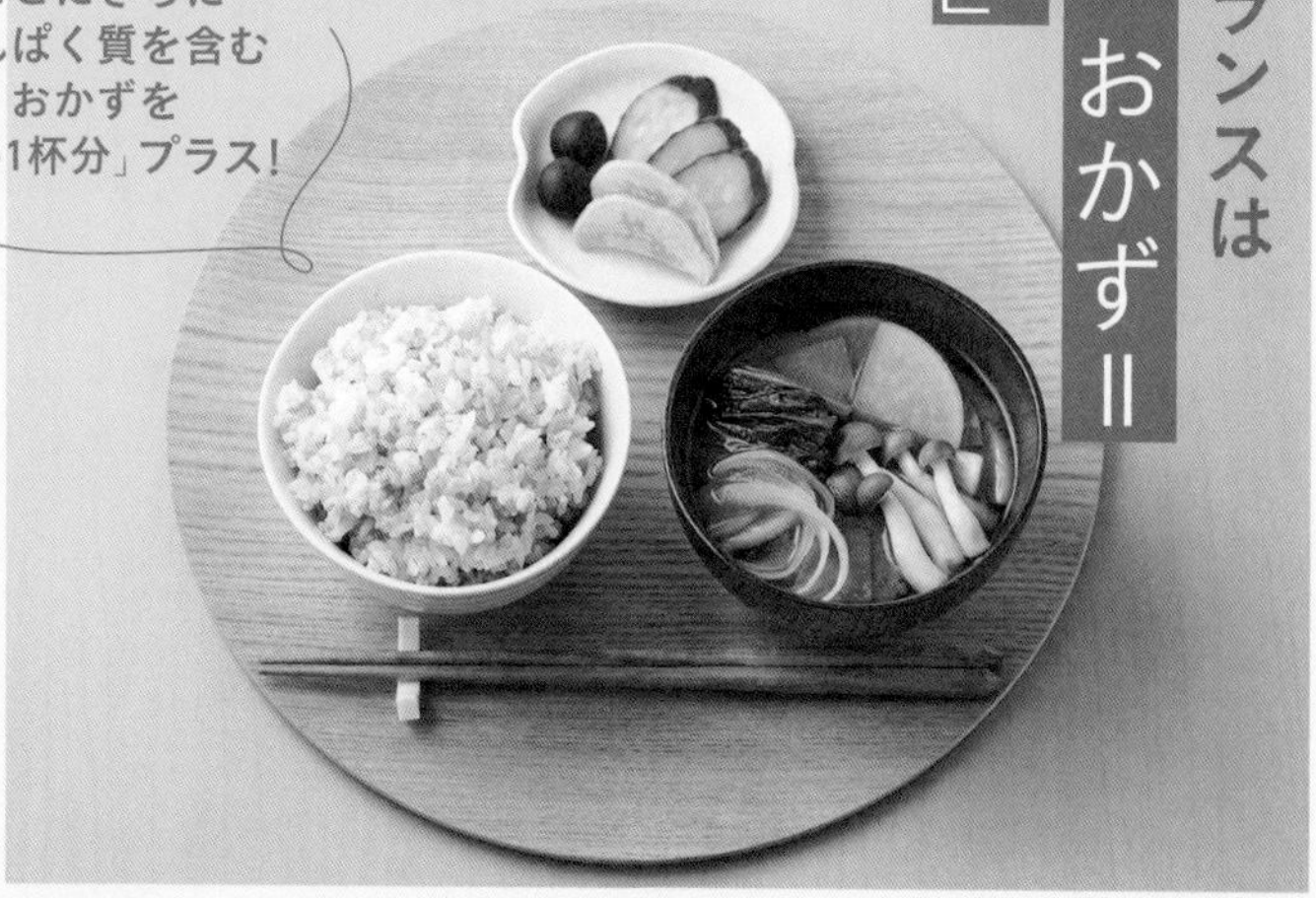

「食べない我慢」より「選んで食べる」がキレイへの近道

食べることへの罪悪感は手放しましょう。食べない我慢をするより、プラスになるような食べ方をしていくこと。すると、食事は私たちをキレイで元気にしてくれる、強い味方に変わります。

「噛んで、噛んで、噛んで食べる」が正解

「噛めば噛むほどキレイになる」と断言できるくらい、噛むことが私たちにもたらすメリットは数えきれません。口にしたご飯を飲み込むときの目安は「ご飯が甘く感じられるまで噛む」です。

はじめに

「今だけの美しさより、今からずっと続く美しさを身につけたい」

「自分で自分に自信が持てるようになりたい」

「やりたいことができて、機嫌よく笑顔で毎日を過ごしたい」

この本は、そんなふうに思っている人のために書きました。これは、あなたが思い描く「なりたい自分」になるための食事術の本です。


この本には、「とりあえず10kgやせられます」といったことではなく、すぐに変化を感じつつ、ずっと持続可能なキレイが手に入るような「食べもの」と「食べ方」の本質が詰まっています。

この本を読んでいただければあなたが確実に「なりたい自分」に近づくお手伝い

ができると信じています。

なぜなら、ダイエットも美しさも、まずは健やかな心と体があってこそ。私たちの心と体はひとつにつながっているので、土台となることを改善すると、それがあらゆる方向に影響を与え、自分でも気づかないうちにポジティブな変化をしていくからです。

そのキーワードとなるのが「食事」です。食事によって、ゆるぎない健やかな心と体を手に入れれば、年齢を重ねていくうちに受けるダメージも自分自身で解決できるようになり、やがて「なりたい自分」になれるのです。

＊＊＊＊＊

ここで私の自己紹介を少しだけさせてください。

私はこれまで管理栄養士として総合病院やクリニックでの栄養指導や、さまざまな企業でのセミナーや講演、食にまつわるイベントの監修など幅広く活動してきましたが、ここ数年でとくに注目していただいているのが10日間「若玄米」を1日2

合、しっかり食べながら体をデトックスするリセットプログラムです。女優やモデル、アスリートを含めこれまで200名以上のみなさまをサポートしています。「ウエストがマイナス6㎝になった」「肌の潤いが増した」「疲れを感じなくなった」といった、心と体がポジティブに変化したといううれしい声を数多くお寄せいただいています。

じつは私自身、このプログラムに出会う前までは長年のひどい便秘をはじめとするプチ不調にはさんざん悩まされ、苦しんできました。そのなかでたどり着いたのが「食べるものと食べ方を見直す」というシンプルな食事改善だったのです。当時、菓子パンが大好きだった私にしてみれば、普段の食事をほんの少し変えるだけで心と体が自然に整っていく、ということは、想像もしなかったくらい画期的な革命でした。

「食べるものと食べ方を見直す」ということは、食べるものや食べる量を制限することではありません。自分の体に必要な食事をする、ということです。「便秘気味だから食物繊維の多いゴボウを食べればいいのね」「レモンをかじってビタミンC

をとれば美肌になるはず」といった正しいかもしれないけれど短期的な対処法ではなく、そもそも自分の心と体を健やかにする土台づくりに必要な食べものと食べ方を知ることで、毎日選ぶ食べものや食べ方がストレスなく変化していきます。

おかげさまで今の私は10年前と比べ、細胞レベルですこぶる快調です。精神的にも毎日穏やかに過ごせています。

食事は楽しむためのものであって、我慢することではありません。しっかり食べても太ることへの心配は要りません。「食事でキレイになれる」と気づくのに、年齢は関係ありません。

そして、食事をすることは毎日、一生続くこと。だからこそ、今日から毎日の食事を変えて、一生モノのキレイを手に入れましょう。

CONTENTS

2章 「何をどう食べるか」で体は変わる!

3章 キレイになれる食のルーティン

4章 「若玄米」ですっきりデトックス

5章 これを「やめる」「やる」とキレイは加速する

本書の表記について

- 「栄養」は、生物が生存に必要な物質を食品中の成分から摂取して、生命を維持し、成長、活動している「営み」のこと。「栄養素」は、栄養の源になる「物質」のこと。ただし、本書ではわかりやすさを重視するために、場合によっては栄養素を栄養と言い換えています。
- 「カロリー」はエネルギーの単位のことで、本来はエネルギーと表記すべきですが、言葉の区別がつきにくくなるのを避けるため、本書では場合によってエネルギーをカロリーと言い換えています。

STAFF

装丁　小口翔平＋畑中茜＋青山風音 (tobufune)
本文デザイン　石割亜沙子 (Isshiki)
カバーイラスト　河井いづみ
撮影　山平敦史
校正　麦秋アートセンター
編集協力　山口佐知子
編集　馬庭あい (KADOKAWA)

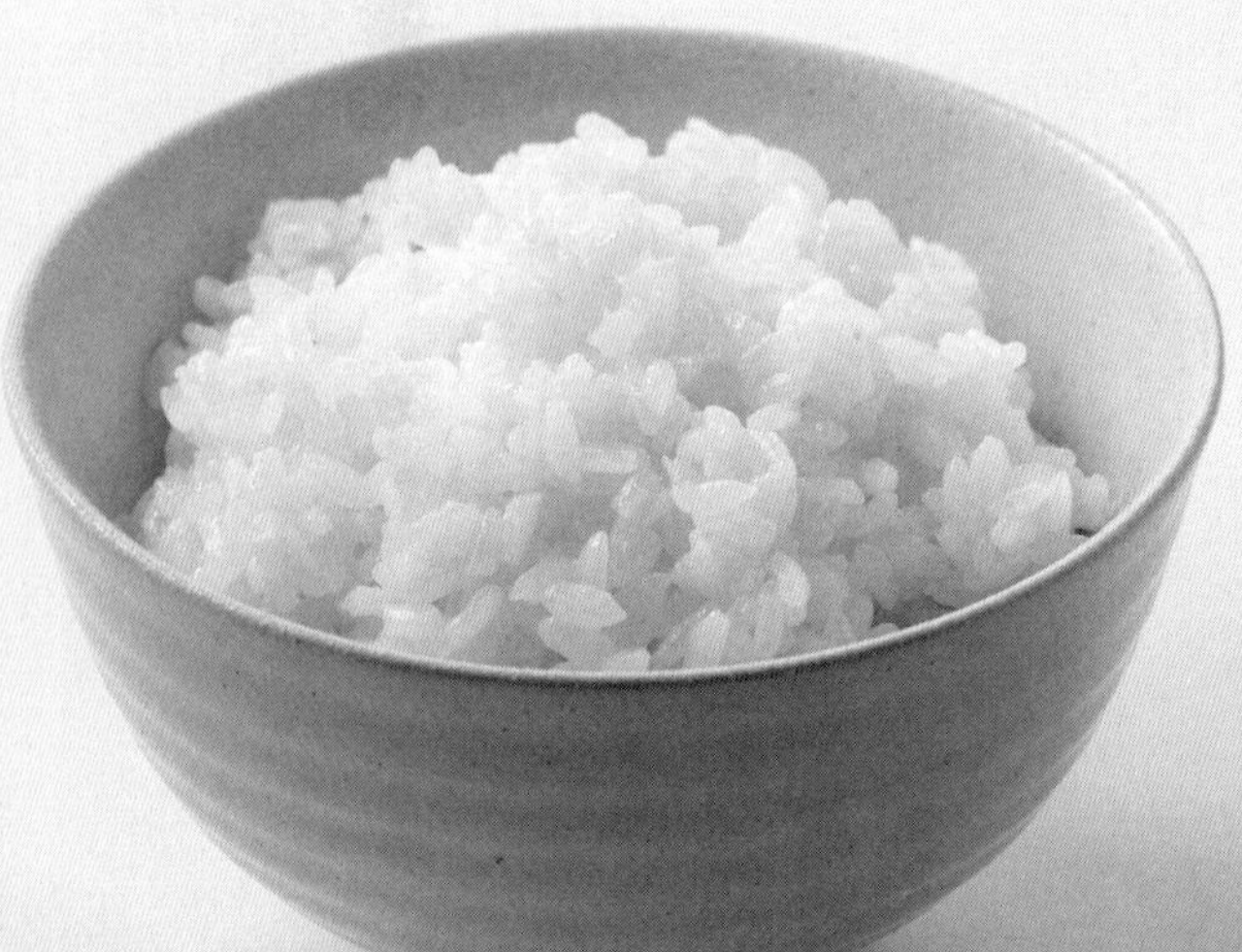

1章

なぜ「食べなきゃ」キレイになれないのか

食べものの持つ力を活かしてキレイになる

「食事を変えれば、心も体も変わりますよ」

そう話すと、驚かれることがあります。

今までずっと悩まされてきた便秘や肌荒れ、何度も挑戦しては挫折することを繰り返してきたダイエットをはじめ、心と体に表れる大小の不調は、毎日の食事を見直すことで改善できる可能性があるのです。

なぜなら、私たちの体は食べたものでできているからです。

私たちの心と体は、約37兆個の細胞で構成されているという説があります。その無数の細胞のひとつひとつは、私たちが毎日口にしている食べものから栄養を得ることでつくられています。

だからこそ、「何を」「どう食べるか」はとても大事なこと。毎日の食事は私たちの心と体をつくる材料なのです。
「何を」「どう食べるか」を意識することは、生涯健康で美しく、充実した毎日を過ごすためにもずっと続けたい習慣ともいえます。心と体をつくる細胞は、私たちが生きている限りずっとつくられ続けます。つまり、今が何歳でも、これから何歳になろうとも、毎日食べるものに私たちの心と体が大きな影響を受けることに変わりはないといえるでしょう。

では、毎日の食事を見直すために、まずは何をすればいいのでしょうか。
私が大切にしているのは、「食べものが持っている力を活かす」という考え方です。たとえば同じ野菜ひとつとっても、旬が異なれば栄養価も変わります。実際、冬のホウレン草に含まれるビタミンCは、夏のものと比べて約3倍も多いというのは有名な話。もちろん、夏のホウレン草にも鉄や葉酸は冬と同じように含まれますが、野菜が持っている本来の力をもっとも発揮するのはそれぞれの旬の時期なのです。

せっかく食事をするのなら、食べものの持つ力を活かしたほうが心も体もよろこぶと思いませんか？　さあこれから、「何を」「どう食べるか」を具体的にお話ししていきましょう。

「食べない我慢」のストレスを手放す

「本当はもっと食べたいけれど我慢しよう」「これ以上食べたら太るからやめよう」そんなふうに思ったことはありませんか？

もしも心当たりがあるなら、今この瞬間からはもう「食べない我慢」はしなくて大丈夫。お腹いっぱい食べても、食べものと食べ方にさえ気を配っていれば必要以上に太りすぎることはなく、満たされない気持ちでイライラすることもなくなります。

私はこれまで俳優やアスリート、ビジネスパーソンといったさまざまな職業に就く方や子どもたちなど5000名以上の食事のサポートをしてきました。その多くの場合、「こんなに食べて本当に大丈夫でしょうか？」と指導内容について驚かれます。「食べない我慢」をするのが当たり前だと思い込んでいる人が多いからでしょう。

ですが、「食べない我慢」をするよりも、お腹いっぱい食べてキレイになるほうがずっと魅力的だと思いませんか？　食べものと食べ方の正しい知識を身につけると、食べることが怖くなくなります。食べることでキレイが叶う、とわかるのです。

じつは私自身もおいしいものが大好きで、いつも「食べることって楽しいな」と思いながら食事をしています。ファストフードも絶対に食べないと決めているわけではないですし、甘いものも食べたいと思ったら我慢することはまずありません。それでも体型が維持できて、毎日元気でいられるのは、「食べない我慢」によるストレスがまったくないということも大いに関係している気がします。

食べることを我慢せず、むしろ「おいしそう」「食べたい」と感じることを受け入れると、自然と口内には唾液が出はじめ、胃腸が動き出します。すると消化吸収や排出のための体内のメカニズムも活発に働くので、太りにくい体がつくられるのです。

だからこそ、キレイになりたかったら、我慢をせずに前向きな気持ちで食べること。エネルギーとなる食べものを自分の体に合った量だけ「食べて」、そのエネルギーをしっかりと燃焼させる食べものを「食べて」、体に溜まった老廃物を排出する食べものを「食べる」。つまり、とにかく食べなければキレイになりようがないのです。

ファスティングやオートファジーは、本当に効果があるの？

「これを食べてはいけません」「これ以外の食べものは口にしないこと」といった厳しい制限をもうけるダイエット法や、禁止事項の多い食事法があります。それぞれの考え方やエビデンスがあるので、もちろん私もそれらを否定はしません。ただ、積極的におすすめもしません。

一方で、私が提案している食事法は、「食べてキレイになる」というもの。本来の体の働きにのっとって、お腹いっぱい食べてキレイになれるという楽しいメソッドです。そう聞くと、「それなら続けられそう！」とやる気が湧いてきませんか？

ダイエット法や食事法は、継続できてこそ。続けることではじめて、不調知らずの理想の心身を維持できるようになります。

もちろん、私たちの体はひとりずつ違うため、どんな方法でアプローチすれば効果があるのかも異なります。数ある情報のなかで自分に合った方法を選ぶために大切なのは、メリットだけでなくデメリットも知ってからそれぞれのダイエット法や食事法をはじめることではないでしょうか。

たとえば、ファスティング（断食）やオートファジー（16時間断食）のダイエットに挑戦したにもかかわらず、「効果が実感できなかった」「リバウンドした」という声を聞くことがあります。ファスティングやオートファジーは、一定の期間、とくに固形の食べものを口にするのを控えることをいいます。おもにダイエット目的ではじめる人が多いようですが、エイジングケアや美容にもその効果が注目されています。

私が懸念しているのは、ファスティングやオートファジーをしたときに血糖値が乱高下することについてです。

リバウンドの原因にもなる血糖値の乱高下

私たちの体は、食事をとると食べたものに含まれている糖質が体内にとり込まれ、血糖値が上がります。血糖値が上がると、今度はその上がった血糖値を下げようとして膵臓からインスリンというホルモンが分泌されます。糖質は脳や体のエネルギーになる必要不可欠な存在ですが、たくさんとればいいというわけではありません。とりすぎれば血糖値が急上昇し、インスリンが大量に分泌されて血糖値は急降下します。これが、血糖値が乱高下するメカニズムです。

ところで、なぜ血糖値の乱高下が体によくないのでしょうか。その答えをひと言でいえば、「血管がダメージを受けるから」です。血管がダメージを受けることで糖尿病はもちろん、動脈硬化や心筋梗塞、脳卒中などのリスクが高まるだけでなく、ダイエットに影響があるとされています。血糖値が急上昇する際にとりすぎた糖質は、脂肪として体内に蓄えられてしまうもの。その後、血糖値が急降下するタイミングには強い空腹を感じるため、体が糖質を求めて食欲が暴走します。

ファスティングやオートファジーでダイエットをすると、厳しい食事制限によって一時的に体重は落ちても、その後の過剰な食欲により糖質をとりすぎてしまってリバウンドを招く……というのは、よくある話。血糖値の乱高下が、ダイエットの成功を阻む原因のひとつになっている可能性もあるのです。

じつは、私自身も自分の体で実験を試みたことがあります。ファスティングをし

ファスティング後の食事は血糖値を急上昇させます

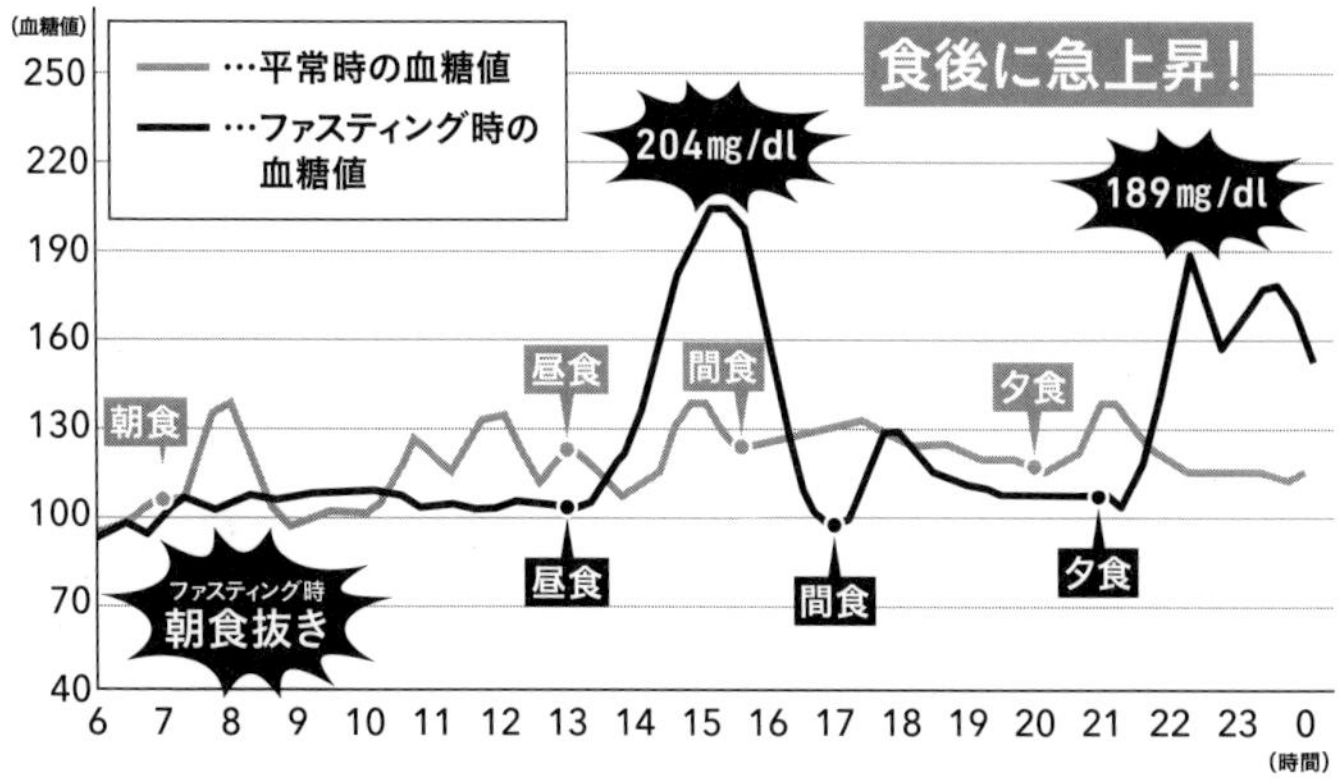

ファスティング後には、雑穀を混ぜたご飯に野菜たっぷりの味噌汁といった血糖値を意識した食事でも、食後は血糖値（厳密にはグルコース値）が急上昇しました。

出典：「血糖分析アドバイスサービス「imilto」」結果レポート（https://imilto.com/）

た後、はじめての食事後に血糖値を計測したところ、それまでの私の体では考えられないほど高い数値をマークして驚き、とても焦りました。しかも、食事の内容も野菜たっぷりの味噌汁や甘みのないもずく酢といった、通常なら血糖値の上がりにくいものだったのです。空腹の状態で食事をすることがいかに危険なことなのか、身をもって思い知った経験でした。

このことからも、やせやすく太りにくい体を目指すなら、禁欲的なダイエット法ではなく、できるだけ長く続けられるゆるい食事法を選ぶことをおすすめしています。

糖質制限や炭水化物抜きのダイエットの本当のところ

近年トレンドの糖質制限や炭水化物を抜くことによるダイエットも、メリットだけでなくデメリットも含めて知る必要があるのではないでしょうか。

そもそも糖質とは炭水化物の一部のこと。炭水化物は糖質と食物繊維の2種類に分けられます。いわゆる糖質制限ダイエットとは、炭水化物に含まれる糖質の摂取量を制限するダイエット法のことをいいます。具体的には、お米やパン、甘いものなどを控える場合が多く、イモ類や根菜類などを制限することもあります。

糖質制限ダイエットの多くの目的は、体重を落とすことだといいます。私たちの体内にある糖質のほとんどは、グリコーゲンとして肝臓や筋肉に蓄えられています。炭水化物を控えることで、体内の水分と一緒に蓄えられていた糖質が少しずつ減るため、体重が減少しやすくなります。体重が落ちると、見た目もすっきりするため

「炭水化物」とは糖質と食物繊維の総称です

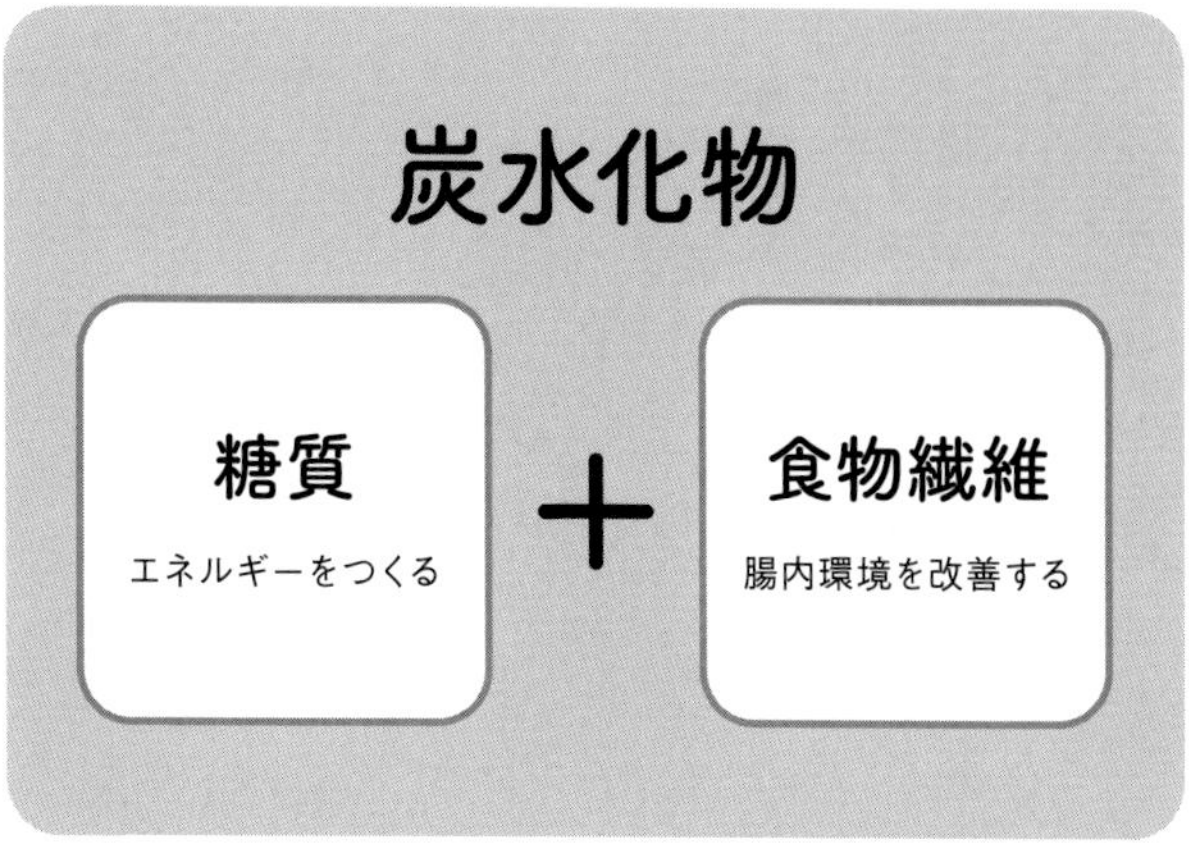
炭水化物
糖質
エネルギーをつくる
＋
食物繊維
腸内環境を改善する

ご飯は、糖質だけでなく腸内環境をすっきり整える食物繊維も豊富に含む「キレイになる食べもの」です。

「短期間で結果が出やすい」「効果を実感しやすい」と人気が出たのでしょう。

ただ、デメリットもあります。たとえば、体重が落ちるのと同時に全身の筋肉も減少しがちだという点です。筋肉が少なくなると体が冷えやすくなり、代謝が下がります。代謝が低ければ、エネルギーに変えられなかった栄養が体に蓄積してしまい、太りやすい体になってしまうのです。

無理なくキレイに、健康的に太りにくい体を手に入れるためにも糖質制限や炭水化物抜きのダイエットではなく、適量の糖質をとる「食べてキレイになる」食事をおすすめします。

〝ガソリン〟がなければ ダイエットも筋トレも成功しません

繰り返しになりますが、美しく健康的な体を目指すなら、「食べないダイエット」よりも「必要な量をしっかり食べて」キレイになりましょう。

以前は「とにかく食べなければやせる」「ご飯を食べずに、おかずだけ食べてやせる」といった、食べずにやせる方向のダイエットが主流でしたが、私の場合は逆。自分の心身が必要とする食べものと食べ方を身につけることがキレイになる基本だと考えています。

食べないダイエットをおすすめしないひとつ目の理由は、筋肉量が低下することです。筋肉量が減ると、糖を体に蓄えるスペースが小さくなり、蓄えきれなくなった分は脂肪に変わってしまうのです。

食べないダイエットをおすすめしないふたつ目の理由は、リバウンドを招きやすくするという点です。食べる量を減らせば一時的に体重は減りますが、そのときの脳は飢餓状態となり「もっと栄養をとり込まなければ！」と勘違いします。すると、体は省エネモードに入り、少ないエネルギーでも活動できるように、とった栄養を溜め込もうと働きます。その結果、通常の食事の量に戻した場合に、むしろ体重が増えやすくなってしまいリバウンドを招くようになるのです。

食べる量を減らしたり、食事制限をしたりすると、ビタミンやミネラル、食物繊維などの不足にもつながります。必要な栄養が不足すると、体のあちこちに不調が出はじめたり、肌や髪からは潤いが失われたりすることになります。

ガソリンなどの燃料がないと車は走らないように、エネルギーがなければ私たちの心身は健康でい続けることはできません。たんぱく質と脂質、炭水化物というエネルギー産生栄養素（三大栄養素）がとれていないガソリン不足の状態では、たとえ筋トレをしても、本来筋肉になるはずのたんぱく質も足りなくなるため、効果が出にくくなります。

だからこそ、ガソリン不足を招かないように、自分の体が必要とする栄養と量の食べものをきちんと食べる食事は欠かせないのです。

「バランスのいい食事」とはどんな食事？

「美しく健康でいるためにはバランスのいい食事を心がけましょう」というフレーズを誰でも一度は耳にしたことがあるのではないでしょうか。では、「バランスのいい食事」とは、どんな食事のことを指すのでしょうか。

漠然としていて耳あたりのいい言葉ですが、意外とその定義が難しい「バランスのいい食事」。たとえば最近、話題になっているワードのひとつに「ＰＦＣバランス」というものがあります。これは、Ｐ（Protein：たんぱく質）、Ｆ（Fat：脂質）、Ｃ（Carbohydrate：炭水化物）の頭文字をとって、私たちの体に必要不可欠なエネルギーを生み出すエネルギー産生栄養素の理想のとり方を表したものです。

これによると、１日に必要なカロリーを１００％としたときに、魚や肉、卵などのたんぱく質は13～20％、各種オイルや脂身、バターなどの脂質は20～30％、ご飯

理想的なPFCバランス

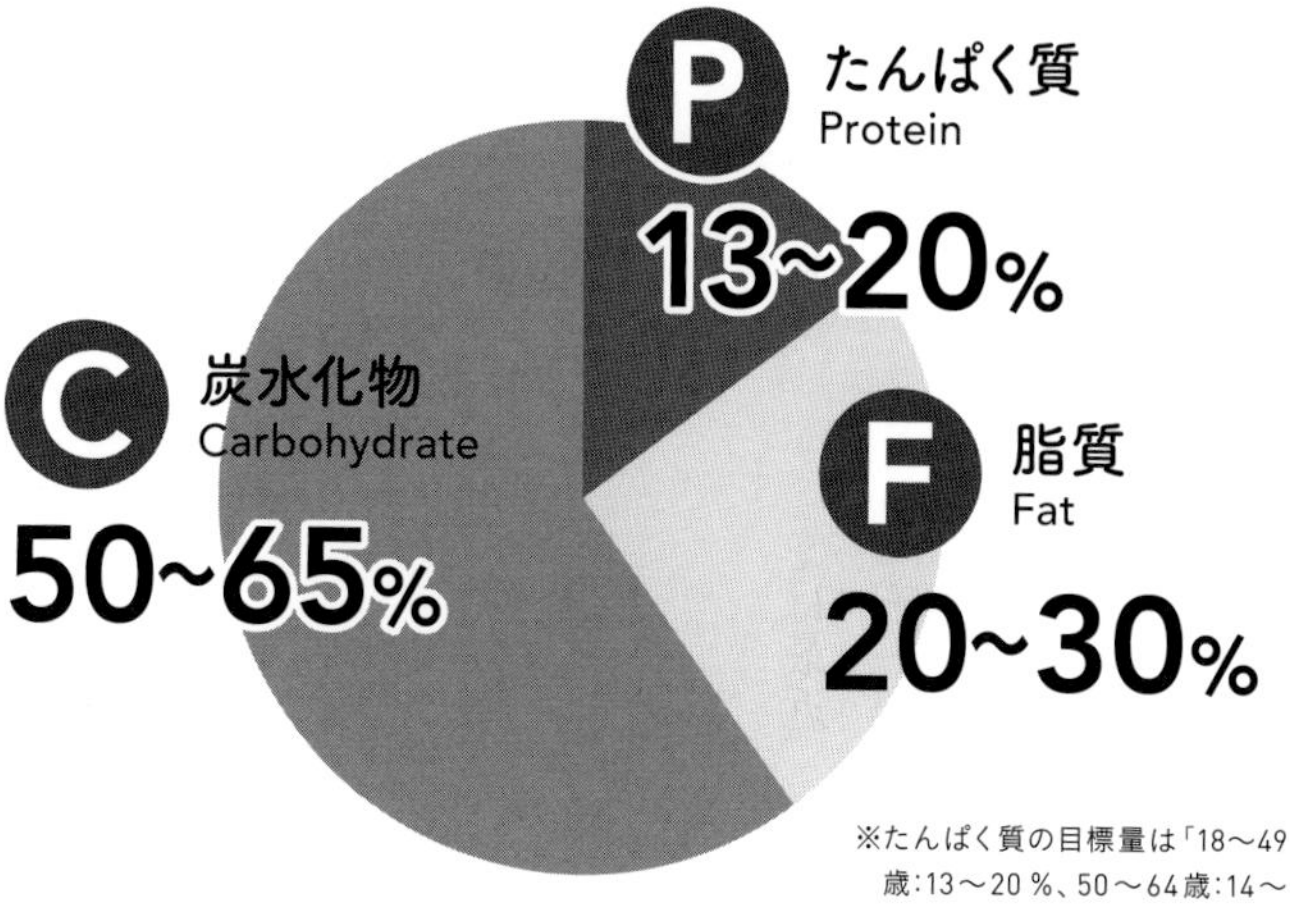

※たんぱく質の目標量は「18～49歳：13～20％、50～64歳：14～20％、65歳以上：15～20％」と年齢により若干変わります。

※参考／『日本人の食事摂取基準（2020年版）』（厚生労働省）

やパンなどの炭水化物は50～65％という内訳になることが、いわゆる「バランスのいい」とり方だとされています。

たとえば「ご飯を抜いて、おかずだけ食べよう」と思ったら、「炭水化物の割合が激減して、たんぱく質と脂質の割合が大幅に増える」というバランスの崩れた円グラフになることは想像できますよね。炭水化物を食べないダイエットは、バランスのいい食事とはいえないのです。

エネルギー代謝をアップさせる ビタミン・ミネラル

「バランスのいい」食事には、エネル

ギー産生栄養素である炭水化物、脂質、たんぱく質だけではなく、それらのエネルギーを効率よく活用するためのビタミンやミネラルといった栄養素も必要不可欠です。ビタミン・ミネラルは、野菜やきのこ、海藻類に多く含まれています。

私たちの体を美しく健やかに保つバランスのいい食事とは、それらの栄養素を必要な分とって本来の体の働きを活発にするための食事の仕方、ということです。ここで大切になるのは、それぞれの栄養素を十分にとれる食事をしているかどうかです。35ページの図のように、「炭水化物＋脂質＋たんぱく質」「ビタミン＋ミネラル」「エネルギー＋筋肉＋体温＋ホルモン」を、それぞれひとかたまりとして考えてみましょう。

理想的なのは、「炭水化物＋脂質＋たんぱく質」「ビタミン＋ミネラル」のかたまりが大きいこと。つまり、すべての栄養素がしっかりとれていることです。

その結果として、ふたつの大きなかたまりからつくられる「エネルギー＋筋肉＋体温＋ホルモン」のかたまりも大きくなり、十分なエネルギーを体内で活用でき、代謝もアップします。

これが、「炭水化物＋脂質＋たんぱく質」ばかりをとって、「ビタミン＋ミネラル」

本当に「バランスのいい」食べ方はコレ！

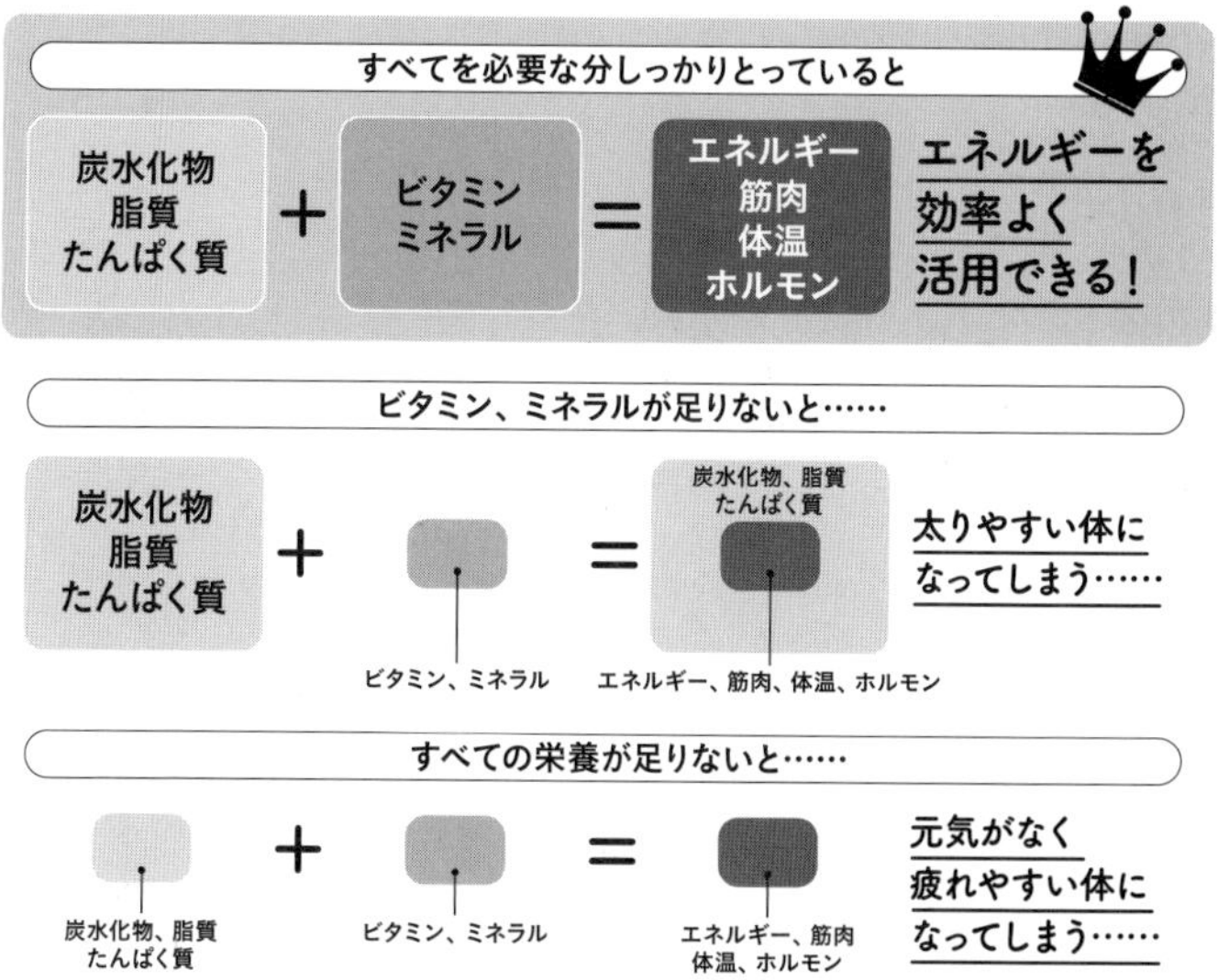

が少ないと、活用できない栄養素が余って脂肪に変わってしまうので太りやすくなります。「炭水化物＋脂質＋たんぱく質」も「ビタミン＋ミネラル」も足りていないと、活用できるエネルギーも少なくなって元気のない状態になってしまうのです。

つまり、「バランスのいい」食事とは、「炭水化物＋脂質＋たんぱく質」も「ビタミン＋ミネラル」もその人に必要な分だけ十分にとれていること。それが、美しさや毎日元気でいられる秘訣なのです。

たんぱく質をとりすぎている人が急増中

バランスのいい食事の話の流れで最近気になっているのが「たんぱく質のとりすぎ」についてです。

たんぱく質は、私たちの体を構成する内臓や筋肉、血液といった大切なパーツをつくるのに欠かせない栄養です。ダイエットの面では、運動後にたんぱく質をとることで筋肉量がアップして代謝が上がることで、消費カロリーが増えるためにやせやすい体になるといわれています。

ただ、大量にたんぱく質をとればその分、効果が上がるというものではありません。

先日、知り合いの女性から「食事に気をつけているのに一向にやせません。それどころか太ってしまいました」という相談を受けました。そこで、毎日の食事内容をヒアリングしたところ、なんと彼女は「筋肉量を増やして、代謝を上げたいから」

とビックリするほど大量のたんぱく質をとっていたのです。肉や魚、卵をはじめ、プロテインやたんぱく質を強化した食品など、1日の食事のあらゆる場面でたんぱく質をとっていました。

たんぱく質の必要量は「体重1kgに対し1g」が一般的。私の経験上、トップアスリートでもたんぱく質の摂取量は、体重1kgに対し1・2〜2・0gくらいですが、彼女はアスリートより多い量のたんぱく質をとっていたのです。

体重50kgの人なら1日のたんぱく質の摂取量は50gが目安。私たちの体が一度にたんぱく質を筋肉に合成できる量は約20gとされているので、50kgの女性が100g以上のたんぱく質をとれば半分近くの量のたんぱく質は余ります。余った分は脂肪に変わるので、毎日のように過剰な量のたんぱく質をとっていたら太るのも当たり前なのです。

ほかにもたんぱく質のとりすぎがやせにくくなる理由として、肝臓や腎臓に負担をかけることにもつながり、代謝を悪化させることも考えられます。

いずれにしても、ほかの栄養と同じで、たくさんとればいいというわけではないことを理解しておきましょう。

細胞レベルから潤う美肌は「お米」を食べることから

私の考える「今の時代を生きる美しい人」とは、ひと言でいうと「元気な人」。毎日、機嫌よく笑顔でいられるような心の余裕があって、やりたいことややるべきことを「面倒だな」と思わずにパッと行動に移すことができる。そんな元気でチャーミングな人こそ、内側から輝く魅力にあふれていて素敵だな、と思います。そのうえで、見た目の美しさが備われば無敵でしょう。

食事を見直して内側から整えていくと自分に自信が生まれ、自分のことが今よりもっと好きになります。それが自然と見た目にまで表れ、どんどん美しさを増していく人は本当に多いもの。キレイな人たちは、食べることが自分への投資になっていることをよく知っているのです。

心も体も満たされている人になるには、細胞レベルで潤っておくことも大切です。

身近な食べものの話でいうと、「お米を食べると体内の水分が増えて潤う」という話を聞いたことがありますか？　お米を食べて筋肉や肝臓にグリコーゲンという形で栄養が蓄えられるとき、グリコーゲン1つにつき水の分子3つを抱え込むため、全身の水分量がぐっと増えます。全身の水分量が増えることは、体がすみずみまで潤うということ。それが肌なら、肌の水分量が増えることによって小ジワが目立ちにくくなったり透明感が出たりと、見た目にも美しさが表れるようになるのです。

もしも、「お米を食べているのに肌はカサカサしている」という場合、そもそも食べる量が少ないという可能性も考えられます。

というのも、お米に含まれる炭水化物は私たちの体のエネルギー源となり、日常で活動するのに必要な分だけ使われることになります。グリコーゲンとして蓄えられる量は決まっているので、日常で活動できるギリギリの量しかお米を食べていなければ、グリコーゲンとして蓄える分の炭水化物が足りていないことになります。

お金を稼いでも日々の生活費としてなくなってしまえば貯金にまわす分がなくなるのと同じで、お米もそのときのエネルギーとして使う分だけでなく、蓄えられるだけの量を十分に食べる必要があるのです。

キレイな人が「カロリーオフ」より「おいしいもの」を選ぶ理由

「ダイエット中だけれど、たまにはおいしいものを食べたいな」と思ったとき、目の前にふたつの選択肢があったとします。ひとつは「カロリーのあるおいしいもの」、もうひとつは「味にはこだわっていないカロリーゼロのもの」。さて、あなたはどちらを選びますか？

私だったら迷わず「カロリーのあるおいしいもの」を選択します。なぜなら、おいしいものを食べたいときは、カロリーを考えずにおいしいものを食べるほうが、心が満たされてしあわせな気持ちになれるからです。

じつは、「カロリーにこだわるよりも、何をどう食べるかのほうが大事」という考え方は、メンタルに作用するだけの話ではありません。

たとえば、「1日1800kcalをとってください」という栄養指導を受けたとします。

カロリーだけを優先すれば、「1個600㎉の菓子パンを朝昼晩と3つ食べればOK」という理屈が成り立つかもしれません。ですが、実際に体や心への影響を考えれば、菓子パン3つで1日の栄養が足りているとは思えませんよね？

カロリーの高低より「何を食べるか」にこだわって食べる

そもそもカロリーとは、食べたものや飲んだものがどれだけ体にとってエネルギーになるかを表す概念のことをいいます。私たちの体は、食事をしてそれを消化するときや、何か悩みごとがあってそれを解決しようと考えるとき、運動して体を動かすときなどにエネルギーを必要とします。そんなふうに私たちがさまざまな活動をするために必要なエネルギーの量をカロリーと呼んでいるのです。

そして、カロリーが高いか低いかにこだわるより、「そのカロリーを構成している内訳は何か？」を考えるほうが、健康で美しい体をつくるためにはずっと大事なことです。

たとえば、同じ「お腹いっぱい」の状態になるのに、揚げものや炒めものといった「おかずがたくさん＋ご飯を少し」のほうが、「ご飯がたくさん＋おかずを少し」より、当然ながら脂質をとる割合は多くなります。脂質を多くとれば、消化のスピードは遅くなるだけでなく、皮脂の分泌を増加させるため、肌の皮脂のバランスが乱れやすくなって肌荒れにつながるリスクもあるでしょう。キレイになるなら、おかずよりご飯をたくさん食べるほうがいい理由もそこにあります。

カロリーの高低より「どう食べるか」にこだわって食べる

「摂取カロリーにこだわりすぎず、おいしくしっかり食べるほうがキレイになる」ということは実際のデータからも推測できます。

一般的に、肥満度を表す指数ＢＭＩが25を超えると肥満とされていますが、厚生労働省が発表している最新のデータによると、ＢＭＩが25を超えている日本の成人男性は33・0％、成人女性が22・3％。つまり、大人の男性の約3人に1人、女性の約5人に1人という、想像以上に多くの人が肥満だということになります。

一方で、戦後からの摂取カロリーの推移を見ると、身長や体重は増加して日本人の体格はよくなっているにもかかわらず、摂取カロリーは減少傾向にあることもわかっています。

このことをつなぎ合わせて考えると、「摂取カロリーは減っているのに、多くの人が肥満に悩んでいる」ともいえるのではないでしょうか。

私自身も何かを食べるときや食べものを買うときに、カロリーはまったく気にしていません。もちろん、管理栄養士の仕事としてカロリー計算をすることはあり、それぞれの食べもののカロリーをだいたいは把握していることはあっても、自分のために「○○○kcalもあるから、これはパスしよう」「できるだけカロリーの低いメニューにしよう」と考えて食べるものを選ぶことはまずありません。

それよりも、冒頭でもお伝えしたように、おいしいものを食べたいときはおいしいと思えるもの、体と向き合うときは今の自分に必要な栄養素をとれるものを、という基準で食べるものを選択しています。

「楽しくコツコツ」キレイになる3つの秘訣

キレイは一日にしてならず——これは、私が長年いろいろな方の食事の指導をするなかで体得した結論です。「何を」「どう食べるか」を意識しながら食事をする、という毎日の積み重ねがその人の「なりたい自分」をつくっていきます。

毎日の積み重ねが大事、と聞くと「面倒くさそうだな」「続けられるか自信がないな」と思いますか？

もしも、楽しいことやワクワクすることであれば、やる気も起きるし、続けることも苦しくはないはずです。要は、いかに「楽しくコツコツ」できるかどうか。自分のモチベーションを上げていくポイントを上手に活用できれば、誰でも「なりたい自分」になることができるのです。

楽しくコツコツ続けるための秘訣は3つあります。ぜひ参考にしてください。

TIPS❶「高すぎる目標設定をしない」

「○kg落とすまでスイーツは絶対に食べない」「夏までに必ず○kgやせる」といったハードルの高い目標を立てて、自分を厳しく追い込むアプローチを得意とする人は少ないはず。もしも高い目標を達成できたとしても、そこがゴールになってその後で元の食生活に戻ればリバウンドを招くリスクもあります。

TIPS❷「完璧にやろうと思わない」

本来、食事は楽しむものなので、「一度の食べすぎで苦労が台無しになる」「やせるまで甘いものは絶対に食べない」といった完璧主義を貫かなくても大丈夫。「今日食べすぎたら、明日から調整しよう」「ご褒美に甘いものを食べて、また明日からがんばろう」というくらいのゆるいスタンスが長続きできるコツです。

TIPS❸「トレンドに振り回されない」

健康に関する情報があふれている今、キレイになる方法も次々とトレンドが移り変わります。大切なのは、自分に合った方法で長く続けられること。毎日の食事で、自分の体の答え合わせしながらそれを見つけていくことが、キレイになるいちばんの近道であることは間違いありません。

メンタルを安定させる体づくりの基本もやっぱり「食べること」

「食べもののことしか考えられなくてイライラする」「今の自分に満足できなくて落ち込む」といった不安な声をダイエット中の人から聞くことがあります。

そんなふうにメンタルが安定しない原因は、「しっかり食べていないから」と「こだわりすぎているから」です。食に関する情報に敏感で、いつもアンテナを張って最新の食材やダイエット法を追い求めていると、「こんなにがんばっているのに、思い通りの結果が出ない……」と、やがて疲れ果ててしまい、心が折れてしまうことになります。「しっかり食べていない」と「こだわりすぎている」はかえって体と心の両方ともに整いにくい状態を招いてしまうのです。

もしもメンタルが不安定になっていることに自分で気づいたら、「目指しているゴールより一段レベルを下げて、しっかり食べる」ということからはじめましょう。

たとえば、「ぬか漬けは腸内環境をよくするから」という情報を入手したからといって、仕事や家事、育児が忙しいのにぬか床を仕込んで、毎日そのお手入れをする時間と手間に追われて疲弊してしまうのは明らかにこだわりすぎです。だったら、ショートカットして出来合いのぬか漬けを買ってきて、ご飯やお味噌汁と一緒に食べるだけでもOKです。

あるいは、「キレイになるためには自炊をするべき」と知っても、今まで料理をしたことがない人が毎日キッチンに立とうとするのは、やはりこだわりすぎですし、現実的になかなかむずかしいと思います。それならまずは炊飯器だけ購入して、お米をまとめて炊いて、小分けにして冷凍しましょう。それをコンビニで売っている野菜たっぷりのカップのお味噌汁としっかり食べるくらいでも十分だと思います。

「こんな感じでもいいんじゃないのかな？」「これでも私なりに十分がんばった！」と食べることを負担に感じることなく、楽しめるようになれば、それがキレイになる〝はじめの一歩〟です。

明日のキレイをつくる
BEAUTY COLUMN

それぞれのお悩みに合わせ、「食」の最新事情をアドバイスします！

若い女性に急増中！

「耐糖能異常《たいとうのう》」に気をつけてやせやすい体をつくる

Q

運動量と筋肉量も少ない私は先日、専門家から「耐糖能異常かもしれない」と言われました。若い女性に増えているとのことでしたが、どういうものでしょうか？

A

耐糖能異常という言葉は耳なじみがないかもしれません。耐糖能異常をわかりやすく言い換えると、「やせていても血糖値が上昇しやすく、太っている人と同じような糖の代謝の異常が見られる」ということです。耐糖能とは、血糖値を正常な値に戻す力のこと。耐糖能異常とは、この機能がきちんと働かなくなっていて「糖尿病予備軍」になるリスクがあるということです。その原因のひとつとして考えられているのが、過度な「食べないダイエット」です。本書の24ページでもお伝えしたとおり、やせやすく太りにくい体を目指しつつ、血糖値の乱高下を防ぐなら、やはりしっかり食べることが必要不可欠。「食べない」ではなく、きちんと「食べる」ことで、元気で健康的な心身も、キレイになることも叶います。

BEAUTY POINT!

しっかり食べて元気＆キレイになる！

2章

「何をどう食べるか」で体は変わる！

便秘の悩みは「しっかり食べて、すっきり出す」

「便秘は体質だから仕方ない」「便秘薬が手放せない」と思い込んでいる人は少なくありません。じつは、私も長い間ずっと便秘に悩まされてきたひとりです。だからこそ自信を持ってお伝えできるのは、食べるものと食べ方を変えるだけで便秘の苦しみから解放される可能性もある、ということです。

便秘とは、十分な量の便を定期的にすっきり排出できていない状態のこと。本来出るべき便が大腸のなかに長い時間とどまることによって、水分が奪われてどんどん便がかたくなり、さらにお通じが出にくくなっていく……ということも起こります。

便秘は、単純に「便が出にくい」というだけではありません。便が大腸のなかに長時間滞留していることで、便の腐敗が進み、悪玉菌が増えるとされています。腸内環境を悪化させる悪玉菌がつくった有害物質が血液中をめぐると、さまざまな不調を引き起こす原因になるとのこと。たとえば、肌荒れもそのひとつ。悪玉菌が増えたことでつくられる有害物質の一部が、汗や皮脂と一緒に毛穴から排出される際、「悪いものは早く体外へ出さねば」と働き、ターンオーバーと呼ばれる肌の細胞が生まれ変わるサイクルが乱れ、肌荒れが起こることもあるといいます。

ほかにも、便秘はダイエットに影響を及ぼすことが知られています。腸内で悪玉菌が増えると、短鎖脂肪酸がつくられにくくなります。短鎖脂肪酸は、太りにくい体づくりをサポートする立役者。この存在がなければ、脂肪が蓄積するのを抑制してもらえなくなってしまうのです。また、悪玉菌はビタミンの産生やミネラルの吸収を妨げるので、代謝が悪化しやせにくい体をつくることにもなります。

そんなふうに、美肌づくりにもダイエットにもさまたげとなる便秘ですが、その原因はさまざまです。「トイレを長時間我慢する」「過度なストレス」「加齢による筋肉や感覚の衰え」「女性ホルモンによる大腸のぜん動運動の抑制」などがあげられますが、私が気になるのは「食事量や水分量の不足」によって起こる便秘です。

そもそも便をつくる材料となる食べものや飲みものが十分でなければ、便の量が少なくなるのは当たり前のこと。さらに食事の時間が不規則であれば、腸が運動するリズムも不定期になるため、決まったタイミングでトイレに行く習慣がなかなか身につかなくなってしまうでしょう。

先ほど、便秘はダイエットのさまたげになるというお話をしましたが、ダイエットが便秘を引き起こすこともあります。便の材料となる食事をしっかりとっていなければ、そもそも排出する便が足りないために便秘になります。その結果、やせにくい体になって、ダイエットが必要になり、便の材料となる食事をしっかりとらない……というマイナスのループを繰り返すことになるのです。

1日3食ご飯を食べて便秘を改善する

だからこそ、便秘を解消する方法として、まずは「しっかり食べて、すっきり出す」ということが重要になります。

具体的には、お米を食べることをおすすめします。便秘を解消する食べもののキーワードは「食物繊維」ですが、お米は整腸作用のある穀物由来の食物繊維や良質なミネラルを多く含んでいます。ご飯を1日3食しっかり食べる食事をすると、自然

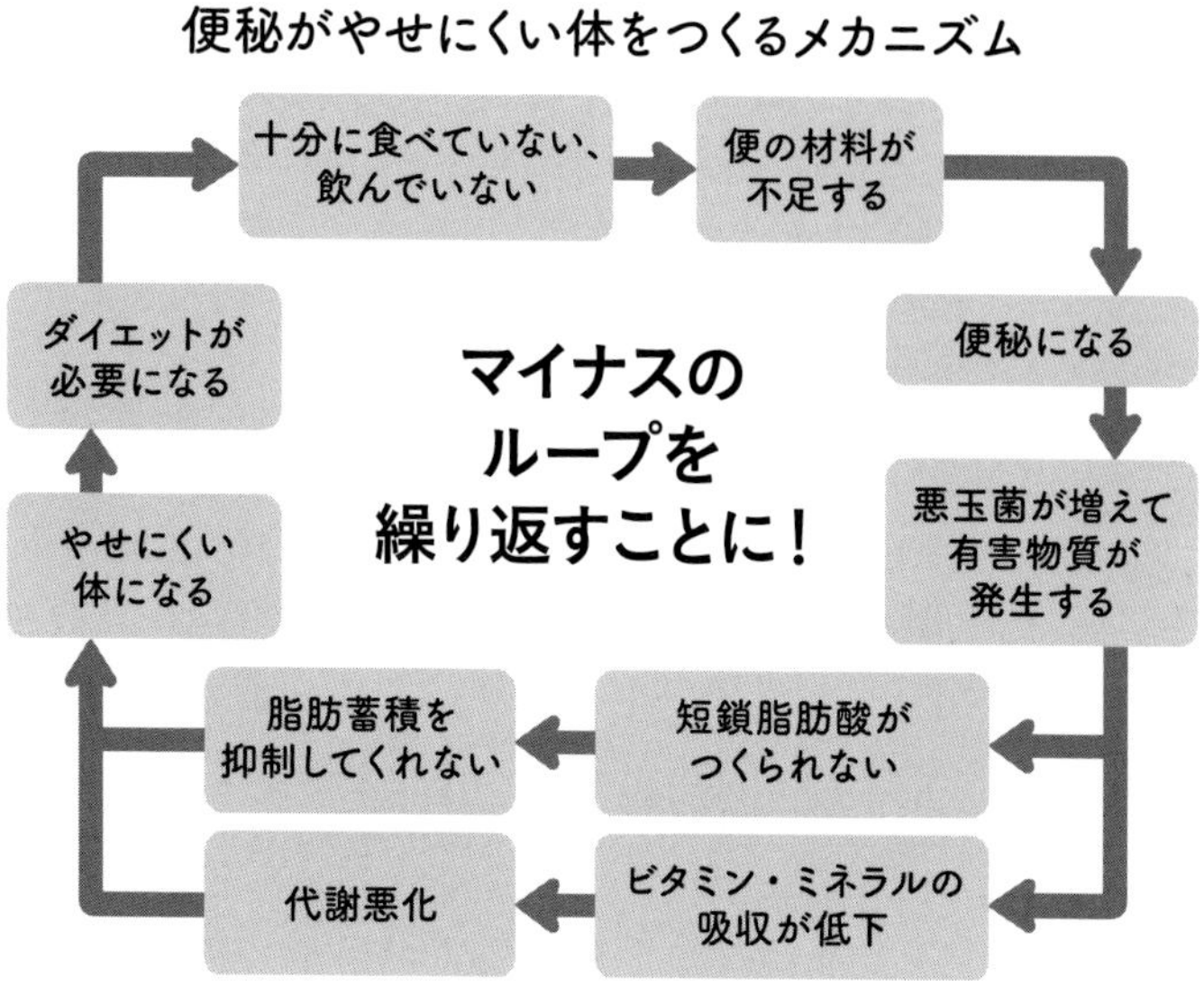
便秘がやせにくい体をつくるメカニズム
十分に食べていない、飲んでいない
便の材料が不足する
便秘になる
悪玉菌が増えて有害物質が発生する
短鎖脂肪酸がつくられない
脂肪蓄積を抑制してくれない
ビタミン・ミネラルの吸収が低下
代謝悪化
やせにくい体になる
ダイエットが必要になる
マイナスのループを繰り返すことに！

と腸のお掃除ができるため便通がよくなることに気づくはず。さらに、食物繊維を含む野菜たっぷりの味噌汁を組み合わせれば便のかさ増しが進み、快便へとつながります。

お米は、白米だけでも構いませんが、いつもの白米にひえやあわ、きびや黒米といった雑穀や4章でご紹介する若玄米をプラスして炊いたものだと、さらに食物繊維やビタミン、ミネラルなどの栄養価が底上げされます。

私も雑穀入りのご飯や若玄米をしっかり食べるようになって以来、すっかり便秘に悩まされることはなくなりました。

糖質は「完全オフ」より「1日3食オン」でやせやすい体づくりを

糖質は「とったら太る」と誤解している人も多いようですが、正しく食べれば太りません。1日3食、お米を中心とした食事をすること。それが美しく健康な体をつくる食べものと食べ方です。

糖質をオフしようとしたとき、よくやりがちなのは、食事からご飯を抜くことではないでしょうか。「おかずだけ食べてご飯を食べない」「ご飯を半分に減らす」といった食べ方はエネルギー不足を起こすもと。糖質はご飯だけでなく、パンや麺類といった炭水化物、お菓子や果物、豆類や野菜にも含まれます。ですが、なぜか「糖質オフ＝ご飯を食べない」という思い込みをしていることが多いようです。

ご飯やパン、麺類といった同じ主食のグループにカテゴライズされる炭水化物のなかで、私がご飯をおすすめする理由は、「脂質の割合が少ない」と「よく噛める」

というふたつのことです。

ご飯と食パンでそれぞれに含まれる脂質の割合を比べると、パンにはご飯の数倍もの脂質が含まれていることがわかります。食パンにバターを塗った場合、さらに脂質の量が増えることは必至。ご飯がお米というシンプルな素材の食べものなのに対し、パンによっては油だけでなくイーストフードや乳化剤、甘味料や香料などいろいろなものが添加されているので、糖質以外にもいろいろと余分なものを体に入れることになりかねません。麺類はパンに比較すれば脂質の量は少ないものの、やはり脂質の量でいえばご飯にかなうものはないのです。

噛むことが私たちをキレイにする理由については詳しく後述しますが、噛む回数が増えれば満腹感を得やすくなるのは事実。ご飯は、穀物を粉にせず、お米を粒のまま調理して食べる「粒食」です。一度、粉にしてから加工して食べるパンや麺類よりも、粒食であるご飯のほうが噛む回数が多くなって、食べ終わるのに時間がかかるだけでなく、腹持ちのよさもアップします。

炭水化物のなかでも圧倒的にヘルシーなご飯を食べ、ゆるやかに必要な糖質を体に入れていくことで、やせやすい体を手に入れましょう。

「太りにくい糖」を食べて脂肪を燃焼させる

「1日3食、しっかりご飯を食べましょう」とおすすめする理由は、血糖値の乱高下を防ぐ意味もあります。血糖値はゆるやかに上昇する分には問題がないものの、急激に上がることで脂肪をため込みやすい体になってしまいます。

血糖値を急上昇させない食べ方として、「太りにくい糖」を食べるというコツがあります。ひと口に「糖質」といっても、そこにはいくつかの種類があり、くっついている糖の数で分けることができます。たとえば、糖がひとつの単糖類、糖がふたつの二糖類、糖がたくさんくっついている多糖類です。糖が体に吸収されるためには、最小単位の単糖まで分解される必要があります。多糖類は分解に時間がかかるため、糖が体に吸収されるスピードも遅く、血糖値の急上昇を防ぐことができます。

ご飯に含まれる糖質はおもに多糖類のデンプンなので、食べても血糖値はゆるや

ゆっくり体に吸収される多糖類は「太りにくい糖」

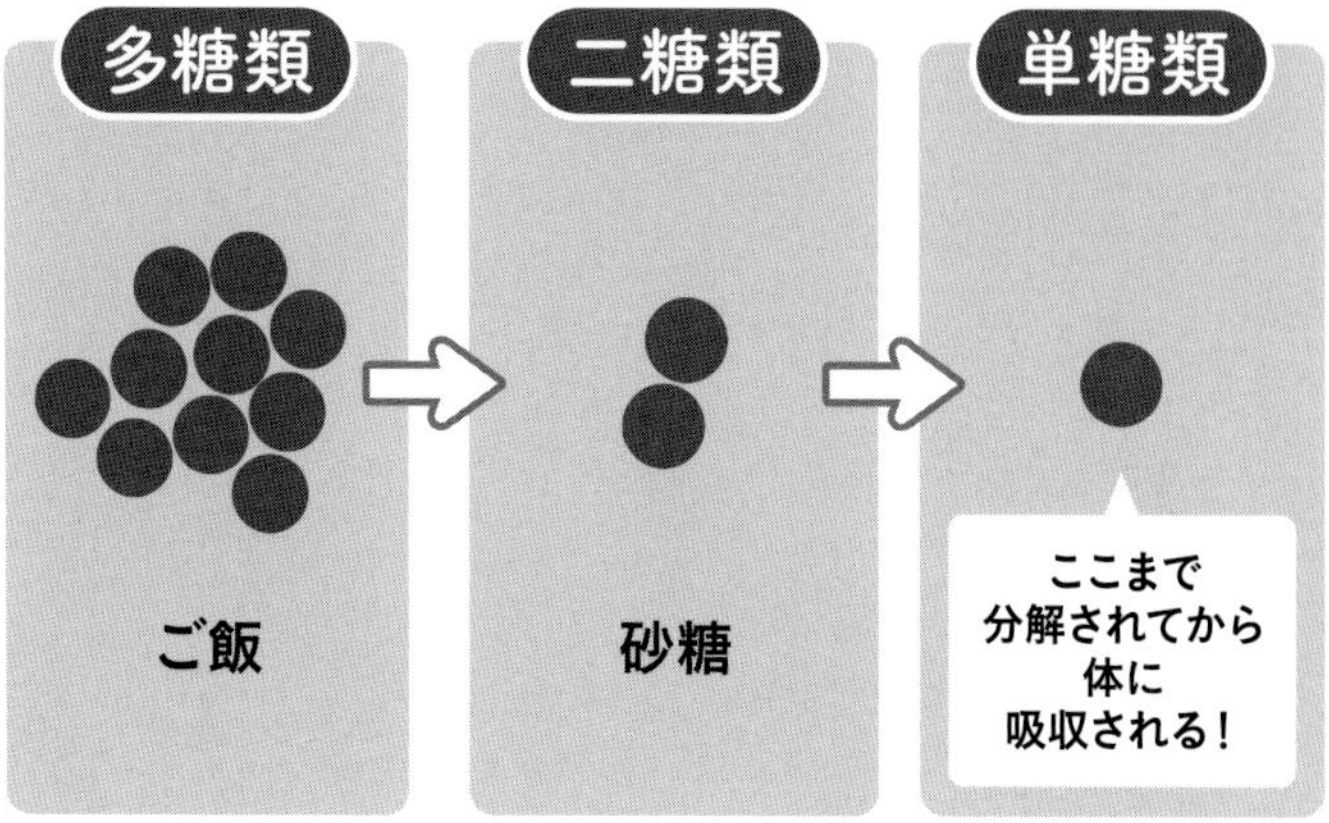

かに上がり、体にもゆっくり吸収されます。一方、砂糖に含まれる糖質は二糖類のショ糖なので、食後の血糖値は急上昇し、体に吸収されるスピードも速めです。同じ糖でも、ご飯は「太りにくい糖」で砂糖は「太りやすい糖」ということになるのです。

ご飯をはじめ、イモ類やパン、麺類などにも多糖類のデンプンは含まれています。そのなかでもとくにご飯は「太りにくい糖」であるだけではなく、食物繊維やたんぱく質、ビタミンやミネラルといった糖質の代謝をサポートする栄養も豊富。食べるたびにキレイになる食べものの王様といえるでしょう。

スーパーフードより日本人に合うのは和の食べもの

「スーパーフードは積極的に食べるべきでしょうか？」「どのスーパーフードがダイエットに効果がありますか？」といった質問をときどき受けることがあります。

栄養価が高く、抗酸化作用があってアンチエイジング効果をもたらすヘルシーな食べもの――といったイメージのあるスーパーフード。アサイーやキヌア、チアシードなどさまざまなスーパーフードが続々と紹介されては話題になっています。

私の場合、スーパーフードとの距離のとり方はとてもシンプルで、「おやつとして口にするもの」という感覚でいます。いくら体にいいといわれていても、食事の代わりにはしません。なぜなら、1日3食の基本はご飯と野菜たっぷりのお味噌汁を食べること。その3回の食事で健康で美しい体の土台をつくる、と考えているからです。どんなに素敵な建物も、しっかりした土台の上に建てなければ崩れてしまうように、心も体も基礎となる土台づくりが大事。盤石な土台をつくるのは、やっぱりご飯とお味噌汁の食事だからです。1日3回の食事の間に食べる、プラスαの食べものとしてスーパーフードを食べる分には、体がよろこぶ食べものではないでしょうか。

私がスーパーフードに頼りすぎないもうひとつの理由は、日本人である自分の体に本当に合っているものかがわからないから、ということもあります。

私たち日本人は、遺伝的背景や生活環境、体質などが欧米人とは異なるもの。たとえば、腸内細菌ひとつとっても、日本人の腸には炭水化物の代謝を促す菌が欧米人に比べて多いことも知られています。だとしたら、はたしてハリウッドやニューヨークのセレブたちに効果のあるスーパーフードが、100%そのまま日本人の私たちにあてはまるものなのかは疑問に感じるところでもあります。

スーパーフードに切り替える食事にシフトする前に一度立ち止まって、長い歴史のなかでご飯とお味噌汁という日本人ならではの食事が受け継がれてきた意味を考えることは必要かもしれませんね。

「1日30品目」食べなくてもキレイになれる

「1日3食、ご飯とお味噌汁の食事をとる」ということについては、「楽しくコツコツ」長く続けられることが最優先。毎日のことなので、キッチンでの作業にできるだけ負担がかからないよう、その人なりにできる範囲でできることをしたらいいと思っています。

1日分のお味噌汁を前の晩からつくり、ご飯もまとめて炊いておいても構いません。おかずも、数多くつくらなくても大丈夫。納豆1パックやゆで卵1個、鮭ひと切れといった、たんぱく質が含まれるおかずを毎食片手1杯分、とれれば十分です。「1日30品目を目標として食事をしましょう」といわれた時代もありましたが、これは相当昔の話。今から40年近く前の1985年に当時の厚生省が提唱したものです。

その後、2000年になって「1日30品目」という言葉が消えています。つまり、無理して毎日30品目も食べなくても、私たちは健康に生きていくことができるということ。ゆるやかに楽しく食事で心身を整えていくアプローチこそ、今の時代を生きる私たちのライフスタイルには合っているということではないでしょうか。

自分のために簡単なお料理をしたいと思ったとき、おいしさが底上げされるコツがあります。それは、質のいい調味料を使うことです。「質のいい」とは、原材料名が表示されている部分を見たときに、「入っているものの種類ができるだけ少なくて、それが何かすぐにわかるもの」が目安です。

たとえば、醤油なら「大豆、小麦、食塩」がベスト。ブドウ糖果糖液糖やカラメル色素といったものが入っていないものを私は選ぶようにしています。質のいい調味料を使う理由として、体に余計なものを入れたくないということもありますが、もっと単純に「そのほうがおいしいから」です。

質のいい調味料を使うと、いつものお料理が格段においしくなるのでぜひ試してみてください。ご飯とお味噌汁というシンプルな食事のときこそ、おいしい調味料の真価を実感できるはずです。

コンビニで食事を整えるときの「買い合わせ方」

よくある質問のひとつに、「コンビニでは何を買って食べたらいいですか？」というものがあります。

今はコンビニで何かを買って食べることが生活の一部に組み込まれることが当たり前の時代。私のクライアントのみなさんの話を聞いても、とくに働く女性や時間に余裕がない場合のランチでは、外食派よりコンビニ派のほうが多い印象を受けます。

サラダ、サンドイッチ、チルド総菜、おにぎり……バラエティ豊かなラインアップに加え、「1日分の野菜がとれる」「たんぱく質○g入り」などとうたった健康志向の商品もいろいろ登場しています。だからこそ、何を食べればキレイになれるのか、迷ってしまうのも当然のことでしょう。

キレイになる食べもの選びで迷わないコツ

コンビニ食の選び方にはコツがあります。今日から簡単にできるのは「天秤にかけて選ぶ」という方法です。

たとえば、「かつ丼よりお弁当のほうが、いろいろなおかずが入っているので栄養バランスがいいかな」とふたつの商品を比べて選びます。野菜をたくさん食べたいときは、「生野菜のサラダより、チルドコーナーにあるスープのほうが温野菜としてたっぷり食べられるし、体も温まるよね」というように、「これとこれなら、こっちにしよう」という感覚で目的に沿った選択をしていくと、それほど迷わずに済むはずです。

ちなみに私も出張先などでコンビニを利用する際、やはり基本はご飯と野菜たっぷりの具だくさんのお味噌汁を中心に食事を組み立てていきます。

出張などの機会に、夕食として買い合わせたものの一例は次のとおりです。

PATTERN❶

おにぎり1個（塩）／もち麦ご飯1パック／根菜スープ／ゆで卵1個／ヨーグルト（ナッツとドライフルーツ入り）／野菜ジュース

PATTERN❷

もち麦ご飯1パック／具だくさんのお味噌汁／冷ややっこ／バナナ／ヨーグルト（ナッツとドライフルーツ入り）／野菜ジュース

どちらの場合も、想像よりも多くの量のご飯を食べていると思いませんか？　おにぎり1個のときは、そのほかにレンチンで温めて食べるタイプのパックのご飯をプラスしています。野菜もしっかり食べたいので、サラダよりも野菜の量を多くとれる具だくさんのお味噌汁やスープなどの汁ものを選ぶようにしています。サラダより汁ものを選ぶ理由は「胃腸を温める」という目的もあります。温めることで胃腸に活発に働いてもらい、食べたものの消化吸収が効率よく進むことを狙っているからです。

このほかにも、おでんや焼き魚も、コンビニで買うことのできる優秀なおかずとしておすすめです。

こんなふうに、基本のご飯と野菜たっぷりのお味噌汁やスープを軸として、「あと何を補えば今の私に必要な栄養素が不足しないか？」を考えながらプラスしていくようにしていくのが、私の選び方です。

ちなみに以前、同じ管理栄養士の女性と出張に行ったときにこんなことがありました。そのときは、ランチをゆっくり食べる時間がなかったので、「お昼はコンビニでそれぞれ買って、近くの公園で食べましょう」という流れになりました。

店内では別行動をして、コンビニを出たところで集合して公園に向かったのですが、ベンチに座って驚きました。なんと、二人ともそっくり同じ組み合わせのものを買っていたのです。内容は、「おにぎり1個（鮭）／具だくさんのお味噌汁／野菜ジュース」というものでした。お互いに顔を見合わせて「やっぱり、こうなりますよね」と笑い合ったことを思い出します。

もしも、コンビニで食事を整えようと思うなら、まずはご飯と具だくさんの汁ものをカゴに入れて、「あとは何をプラスしようかな」とお買い物をしましょう。

素材の姿が想像できる食べものを選ぶ

キレイになる食べものの選び方として、「素材の姿が想像できる食べものを選ぶ」という方法もあります。

「ご飯はお米、お味噌汁はそれぞれの野菜」というように、見た目から素材の姿がすぐに想像できますよね。ところが、素材の形がなかなかイメージできない食べものも数多くあります。もちろん、おいしさや利便性を求めてその食べものを口にするのは否定しませんし、楽しく味わう時間も大切なこと。ですが、「その食べものは何からできているの?」を考える意識を持つと、もっとキレイに近づけます。

食品になんらかの加工をほどこしたものを加工食品といいますが、調理する工程が多いほどそれがどんな素材を使って、どんなふうに加工しているのかが見えにくくなるのはたしかです。おいしさを出したり保存期間を調整したりするために、添加物を入れていることもあるでしょう。だからこそ、加工食品が私たちの体にとってあまりプラスになるものではない、と理解している人も多いはず。では、どうしたら加工食品をなるべく減らす食事ができるでしょうか。その答えが、冒頭の「素材の姿が想像できる食べものを選ぶ」なのです。

具体的には、まず主食をご飯にするところからはじめましょう。小麦を粉にしてからつくるパンや麺類などの加工食品とは異なり、ご飯はお米の状態からほぼ加工されていない自然食品です。主食を自然食品にシフトするだけで、毎日の食事の質はぐっと上向きになります。

自分が口にする食べものが、何からできていて、どこから来ているのかについては、透明性があったほうが安心できますよね。

ちなみに、カップ麺を食べる場合にもちょっとした工夫があります。小松菜やホウレン草などの冷凍野菜や、乾燥ワカメやネギなどのフリーズドライの野菜を足して食べると「加工品＋素材がわかるもの」になって栄養面でもプラスの効果が見込めます。「食べない」選択ではなく、「プラスして食べる」というポジティブな食べ方です。

おにぎりの具材は「ツナマヨ」より「鮭」を選ぶ

「加工食品より『素材がわかる食べもの』がキレイをつくる」という意識を持つようになると、食べものを選ぶ基準を持てるようになります。

私がコンビニで購入したものをご紹介した際、おにぎりの具材は鮭、あるいは何も入っていない塩むすびだったことに気がついてくださったでしょうか。これも、「加工食品より素材がわかるものを」という意識で選んだ結果です。

調理した魚にマヨネーズなどいろいろな調味料が入ったツナマヨよりも、シンプルに焼いた鮭が入っているおにぎりを選ぶ。素材がわかる具材のおにぎりが棚にないときは、何も具材が入っていない塩むすびを選ぶ。それでもご飯が足りないと感じるときは、パンや麺類ではなくパック入りのご飯をプラスする――そんなふうに選択することが習慣になっています。

食べものを選ぶ目が養われるということは、キレイをつくる武器を持つことができるということ。その武器を使って、キレイになる道を自信を持ってまっすぐに進んでいけるようになります。

ちなみに、アスリートのみなさんたちへの食事の指導として、「運動の前後でおにぎりの具材を替えるのもおすすめです」ということもお伝えしています。

運動をした後にプロテインを飲むことで効果的に筋肉をつくる、という話を聞いたことがあると思います。もちろんその考え方も否定はしませんが、その前にもっと大事なことがあると私は考えています。それは、血糖値の乱高下を避けるためにも「エネルギーを切らさない」ということです。そのためにも、空腹で運動をするのではなく、運動の前には質のいいエネルギー源を適量とっておくことが大切です。

具体的には、運動する約1時間前に、梅干しの入ったおにぎりを食べておくようにします。梅干しに含まれるクエン酸が、代謝を上げるサポートをします。さらに運動の後には、鮭の入ったおにぎりを食べるようにします。具材をたんぱく質の鮭にすることで、筋肉をつくるためのエネルギー補給ができます。「運動前は梅、運動後は鮭」のおにぎりで、おいしく理想のボディメイクをしてみませんか。

パンは「メロンパン」より「サンドイッチ」や「チーズトースト」

ご飯とお味噌汁を中心とした食事にシフトするまでは、パンが大好物だったという人も大勢います。

じつは私も昔は、クリームの挟まった菓子パンが好きで、何も疑問に感じることなく食事として食べていた時期があります。ところが不思議なことに、ご飯とお味噌汁の食事をすることが習慣になると、あんなに好きだった菓子パンを食べたいという欲求が自然と収まっていました。今もし食べる機会があったとしても、それは食事の代わりではなく、楽しむために食べるくらいだろうな、と思っています。

「パンが好きで、食べるのをやめられない」という人は、まずは「どのパンを選ぶか？」というパンの種類の選び方を考えるところからはじめてみましょう。

キレイになるためのパン選びのファーストステップは、脂質の低いものを選ぶことです。たとえば、デニッシュやクロワッサンなどはバターもふんだんに使用されているため、パン全体に占める脂質の割合は高くなるので避けたほうがいいでしょう。チョコレートやクリームが入っているパンは、パンではなくケーキと同じ、ご褒美スイーツのカテゴリーだと考えると、食事の代わりにはならないことがわかりますよね。メロンパンも同じです。私自身も今は、甘いパンよりは、まだ多少なりとも野菜が入っているサンドイッチを選びます。

もしも、甘い菓子パンを朝食にしている人は、朝からガツンとご褒美スイーツを食べているのと同じこと。血糖値を急上昇させることにもつながります。「パン1個しか食べていないのにやせない」という原因は、そこにある可能性が高いでしょう。

では、どんなパンなら食事の足しになるのかというと、私はいつも「ハード系のパンならベスト。せめてチーズトーストにしましょう」とお伝えしています。街のパン屋さんで焼かれた糖質と脂質の少ないハード系のシンプルなパンが、もっとも食事としてはふさわしいでしょう。あるいは食パンでもバターやジャムを塗らずに、チーズをのせてトーストしたチーズトーストなら、それほど時間と手間をかけずに食べられて、カルシウムもとれるのでおすすめです。

肉料理は「ハンバーグ」より「ステーキ」を食べる

おいしく食事をしながらもキレイになっていく人たちは、お肉料理を選ぶときにも心がけていることがあります。

たとえば、ハンバーグとステーキはどちらも人気の肉料理ですが、「食べてやせる」ダイエットでキレイになっていく人たちは迷わずステーキを選んで食べているはずです。

ガッツリお肉を食べることがない分、ハンバーグのほうがヘルシーな印象を受けるかもしれませんが、ステーキを選ぶほうがキレイになれる食べ方です。

ハンバーグよりステーキを選ぶことを、私がおすすめするのは次の理由からです。

ひとつは、「ステーキのほうが、素材がわかるから」です。リブロースやサーロイン、ランプなどステーキにはさまざまな部位があります。ですが、どの部位であれ、お肉の塊を食べていることが一目瞭然です。

一方のハンバーグは、ひき肉を使っていることはわかっても、つなぎに何が入っているのかは食べただけではわからないことが多いのではないでしょうか。ひき肉は、お肉と脂身が混ざっているため、場合によっては脂質の割合も高くなっています。

また、塩と胡椒というシンプルな味付けだけでも素材のおいしさを味わえるステーキに比べ、デミグラスソースなどの後付けのソースがかかっていることの多いハンバーグは、やはりどうしても素材のわからないものが増えてしまうでしょう。

「ステーキのほうが噛み応えがあるから」という理由もあります。

ハンバーグはさほど意識して咀嚼しなくても食べることができる反面、ステーキのような塊肉は口のなかでお肉を細かくする必要があります。すると、必然的に噛む回数が増え、食べ終わる時間もハンバーグに比べて長くかかり、満腹感を得やすくなるのです。

お肉料理も選び方ひとつで、罪悪感なくごちそうを楽しみながらキレイになる食べ方ができます。

牛丼屋では「牛丼」より「牛皿」を選ぶ

牛丼屋さんに行ってオーダーするとき、「牛丼」と「牛皿＋ご飯」はどちらがキレイになるメニューだと思いますか？

じつは、同じ材料からできているメニューでも「牛皿＋ご飯」のほうが、キレイになれる食事です。

「牛丼」と「牛皿＋ご飯」の差が生まれるキーワードは「噛む回数」です。噛むことが私たちにもたらすメリットのひとつに、「胃腸を鍛えてやせやすい体をつくる」ということがあります。

私たちの胃腸はほぼ筋肉でできているといわれています。体の筋肉はトレーニングをすると鍛えられてどんどん強くなり、何も運動せずにいると衰える一方ですよね。胃腸も同じで鍛えるほど強くなって動きが活発になるため、食べたものの消化吸収が進みやすくなり、老廃物の排出もスムーズになります。

胃腸を鍛えるためにはよく噛んで食べること。噛むことは「胃腸の筋トレ」になっているのです。「牛丼」は丼を持ち上げてそれをガガーッとかき込んで食べるときには意外とよく噛んではいないもの。つゆの沁みたご飯はおいしいけれど、それほど噛まずに飲み込めるため、自然と「速食い」になっているはずです。

一方、「牛皿＋ご飯」は、おかずとご飯が別盛りになっているため、かき込んで食べることができません。すると、必然的に交互にお箸をつけるようになり、牛丼よりも時間をかけてよく噛んで食べることもできるようになります。

これはいつものご飯を食べるときにも応用できる食べ方です。ご飯をよそったお茶碗の上におかずを乗せて食べるより、おかずとご飯は別のお皿に盛りつけて交互に食べたほうがよく噛むことにつながります。

このことについてはまた詳しく3章でお話ししますが、おかずを先に食べるという「おかずファースト」も、別盛りなら可能です。

よく噛める食べものを選び、胃腸を筋トレしながら食べることが、やせやすい体づくりのコツです。

牛乳は「低脂肪」、ヨーグルトは「脂肪ゼロ」を選ぶ

牛乳やヨーグルトなどの乳製品を選ぶときは、脂質がポイントになります。私は、牛乳は「低脂肪」、ヨーグルトは「脂肪ゼロ」のものをそれぞれ選んでいます。

「低脂肪」や「脂肪ゼロ」はもとの素材から脂質を抜いただけのものであって、何かを添加しているものではありません。同じものから動物性の脂質だけをカットしてあるので安心。ダイエット中にもおすすめです。

乳製品をとるメリットは、不足しがちなカルシウムを補うことができるからです。カルシウムは体の機能の維持や調節に欠かせないミネラルのひとつ。強い骨や歯をつくるだけでなく、筋肉にも影響を与えたり、神経を安定させたりする作用もあるとされている大事な栄養素です。

カルシウムは牛乳やヨーグルト、チーズといった乳製品のほか、木綿豆腐や納豆

カルシウムを効率よくとれる食品

食品群	食品名	摂取量	カルシウム含有量
牛乳・乳製品	牛乳	コップ1杯（200g）	220mg
	ヨーグルト	1パック（100g）	120mg
	プロセスチーズ	1切れ（20g）	126mg
野菜類	小松菜	1/4束（70g）	119mg
	菜の花	1/4束（50g）	80mg
	水菜	1/4束（50g）	105mg
	切り干し大根	煮物1食分（15g）	81mg
海藻	ひじき	煮物1食分（10g）	140mg
小魚	さくらえび（素干し）	大さじ1杯（5g）	100mg
	ししゃも	3尾（45g）	149mg
豆類	木綿豆腐	約1/2丁（150g）	180mg
	納豆	1パック（50g）	45mg
	厚揚げ	1/2枚（100g）	240mg

参考：農林水産省HP「カルシウムが多くとれる食品」

などの大豆製品、骨ごと食べられる小魚などに多く含まれています。とくに乳製品は、ほかの食べものに比べ、体内へのカルシウムの吸収率が高く、そのまま食べたり飲んだりできてそれほど手間がかからないため、効率よくカルシウムがとれるところも魅力です。

たとえばコップ1杯の牛乳（200g）には約220mgのカルシウムが含まれています。厚生労働省による成人女性1人1日あたりのカルシウムの推奨量は650mg。つまり、私たちが1日にとりたいカルシウム量の約3分の1を、コップ1杯の牛乳を飲むだけで手軽にとることができます。

魚は「食べない」より「サバ缶」を食べる

お魚はキレイになりたい人にも強い味方になります。その理由のひとつに、お魚には良質な脂が含まれている、という点があります。お魚には、私たちの体の脂肪が燃焼するのをサポートする働きを持つとされるオメガ3系脂肪酸という脂質が豊富に含まれています。オメガ3系脂肪酸に含まれるDHAやEPAといった栄養素のなかには、中性脂肪や悪玉コレステロールを減らし、体に脂肪をためにくくする働きもあり、キレイになれるおかずとしてもおすすめです。

DHAやEPAは体内の血行をよくする働きがあることでも知られています。血行が促進されることで老廃物を排出しやすくなり、その結果、代謝アップや美肌効果も期待できるようになるのです。

手間をかけずにおいしくお魚を食べるには、サバなど缶詰製品を活用するのも効果的です。サバ缶には私たちのキレイをサポートするDHAやEPAがたっぷり含まれています。そのまま食べることもできるのでお手軽です。

サバ缶を食べるときのポイントは次の3つです。

POINT❶ 「水煮」を選ぶ

味噌煮など味つけされているサバ缶もありますが、砂糖などが添加されているケースも多いので、食べるなら「水煮」を選びましょう。

POINT❷ 1回で食べきる

サバに含まれるDHAやEPAなどのオメガ3系脂肪酸は酸化しやすいことが特徴です。なので、サバ缶は開けたら1回の食事で食べきるようにしましょう。

POINT❸ 汁ごと食べる

サバの栄養素は、サバの身だけでなく缶詰の煮汁にもたっぷり溶け出しています。余すところなくとりたいので、サバ缶は汁まですべて食べましょう。

サバ缶は糖質がほとんど含まれていないにもかかわらず、たんぱく質やカルシウム、鉄分や亜鉛などはしっかりとれる優秀な食べものです。お魚を食べることをあきらめる必要はありません。ぜひサバ缶を積極的に活用しましょう。

油は「お徳用」より「小さいサイズ」を買う

キレイになる食べ方として、脂質のとりすぎは避けたいものの、脂質そのものは悪者ではありません。私たちの体の細胞は、すべて細胞膜でおおわれています。その細胞膜やホルモンなどをつくるのも脂質です。つまり、私たちの体をつくる基本的な材料として脂質はなくてはならないものなのです。

私自身も3人の男の子の母親としてこれまでキッチンに立ってきたこともあり、揚げものや炒めもので油を使う機会も数多くありました。お料理で油を使うとき、キレイを心がけるうえで私が決めていることがふたつあります。

ひとつは、「なるべく小さいサイズのボトルを買う」ということです。その理由は、つねにフレッシュな油を使うことが美と健康のためには欠かせないからです。時間がたった油は酸化します。酸化した油を使ってつくられたお料理を食べるのは、体のサビにつながります。

油はボトルを開栓した瞬間から空気に触れて酸化がはじまります。できるだけ新鮮な状態の油を使うためには、小さいサイズのボトルに入っている油を買って、一度開栓したらなるべく早く使いきるようにしましょう。一見、その場のコストはかかるように見えても、長い目で見たときに自分の体へのリターンを考えると、決して割高なお買い物ではないはずです。

ちなみに、美と健康にいいと話題になった亜麻仁油やえごま油は酸化しやすい油で、加熱調理には向いていません。私は、加熱調理をするときには米油を使うようにしています。

お料理で油を使うときのふたつめのポイントは、「一度使った油は、二度は使わない」です。これも、酸化した油を使うのを防ぐためです。とくに揚げものをする際、一度使っただけの油はそれほど汚れて見えないため、「まだもう少し使えるかもしれないな」と思うかもしれません。ですが、一度でも揚げものをした油は、揚げた食材から溶け出した成分によっても劣化が進むといわれています。少しもったいない気もしますが、健康のためにも油の買い方や使い方を見直してみましょう。

揚げものは「テイクアウト」より「イートイン」で食べる

揚げものはキレイの敵ではありません。食べ方のコツさえ押さえれば、揚げものだって罪悪感を抱くことなくおいしく食べてＯＫです。

まずは、自分のキッチンで揚げものをつくって食べるとき。これは、前述したとおり、揚げるときの油の鮮度に気をつける、ということで安心して食べることができます。

では、自分で揚げものをしない場合はどうでしょう。私がお伝えしているのは、「揚げものはテイクアウトではなく、できるだけ揚げたてをイートインしましょう」という食べ方です。

揚げものは、食べる時間が勝負の分かれ道。すでに揚がった状態の揚げものを買って帰って食べる場合、揚げてからの時間が経つにつれて酸化しやすくなっています。

できるだけ揚げたてを食べたほうが酸化の心配は少なくて済みます。

だからこそ、揚げものは買って帰って食べるのではなく、天ぷら屋さんなど店内に厨房があるお店で揚げたてを食べる、ということが理想的です。

揚げものを食べるときのもうひとつのポイントは、酸化のリスクがあるものを食べたら「抗酸化作用が期待できるものを食べる」です。体をサビつかせない食べものを食べて、体をガードするイメージでしょうか。

たとえば私が実践しているのは、ご飯に雑穀を混ぜて食べることです。私は赤米や黒米が入った雑穀を選んで食べていますが、赤米や黒米にはビタミンやミネラル、食物繊維のほかに植物ならではのフィトケミカルという栄養素が含まれています。

もともと植物は自分で移動することができないため、紫外線からその身を守り、酸化を防ぐ力や抗菌する力といった自己防衛能力を持っているといわれています。それがフィトケミカルです。

フィトケミカルが豊富に入った赤米や黒米は天然のサプリメント。雑穀を入れて炊いたご飯をしっかり食べて、サビない体をつくる、という食べることでキレイになれるおすすめの食事術です。

「カット野菜」より「冷凍野菜」でお料理する

毎日の献立を考えたり買い物に行ったりするのが面倒に感じるときに、楽しておいしくキレイになれる、お役立ちの食べものがあります。それが、冷凍野菜です。

スーパーマーケットの冷凍食品コーナーに並ぶホウレン草やブロッコリー、インゲンやアスパラガスなどの冷凍野菜は、お料理にかかる時間と手間を格段に短縮できます。通常の野菜を買った場合、洗って、皮をむいて、切って、下茹でをして……といくつものプロセスが必要ですが、冷凍野菜は下処理が不要なものもたくさんあります。

そのままお鍋に入れるだけでお味噌汁やスープなどを簡単につくれることはもちろん、インスタントのお味噌汁に冷凍野菜を入れれば即席の具だくさんのお味噌汁を楽しめます。

千切りキャベツやサラダセットのようなカット野菜より、冷凍野菜を私がおすすめする理由は次のふたつです。

POINT❶ 栄養価が高い

多くの冷凍野菜は、コストを抑えるためにもその野菜の収穫量の多い時期に採れる野菜を使用しています。「収穫量の多い時期＝旬」は、それぞれの野菜が一年でもっとも栄養価の高い時期でもあるので、冷凍野菜はカット野菜に比べて安定して栄養価が高いといえるでしょう。

POINT❷ 鮮度が高い

買ってきた野菜を食べきれずに、残りをそのまま冷蔵庫に入れておくと鮮度はどんどん下がる一方。その点、食べる分だけ解凍して使う冷凍野菜なら、旬の時期に収穫した野菜を新鮮な状態で冷凍してあるので鮮度を落とさずに食べられます。

ほかにも、野菜が値上がりしたときでも、冷凍野菜なら安定した価格で手に入れることができるので安心ですし、生ゴミが出ないという点もメリットです。毎日のお料理のストレスを少しでも軽減するためにも、冷凍野菜を上手に活用しましょう。

朝食は「スムージー」より「お味噌汁」を飲む

ときどき、「朝食にスムージーを飲んでいます」という声を聞くことがあります。もちろん、昼食まで何も食べずにいるよりはいいかもしれませんが、キレイになるためのダイエットをするなら私は朝食にスムージーを飲むのはおすすめできません。

冷たいスムージーを飲んで胃腸が冷えると働きが鈍くなり、消化酵素の活性も悪化。消化能力が低下することで、やせにくい体をつくってしまいます。

スムージーを自分でつくる際、果物を多く入れることで血糖値が急上昇するリスクもあります。果物はビタミンやミネラルを含む一方、ご飯の糖質より太りやすい果糖も大量に含まれているのです。噛むことができないのも、スムージーがキレイを遠ざける原因のひとつです。

スムージーの代わりに私がおすすめしているのは、お味噌汁です。お味噌汁を飲むと体が温まります。朝にしっかりと体温を上げておくと、代謝とともに1日のエネルギー消費も上がり、ぐっとやせやすい体づくりができます。ほかにも、お味噌汁にはキレイになる要素がいくつもあります。

POINT❶ 美肌効果が期待できる

味噌の原料となるのは大豆由来のたんぱく質。たんぱく質は筋肉をつくるだけでなく、潤いのある肌づくりにも欠かせません。

POINT❷ 腸内環境の改善が期待できる

発酵食品である味噌のなかには生きた微生物がいて、腸内環境を整える働きをするとされています。

POINT❸ アンチエイジング効果が期待できる

大豆イソフラボンやサポニンなど、さまざまな抗酸化作用を持つ成分を含む味噌は、体をサビつかせないようアンチエイジング効果が期待できます。

朝に料理をする時間がなくても、前日の夜につくりおきしておけば、温めるだけで手軽にお味噌汁を飲むことができます。ぜひ、明日の朝食からキレイになるためのお味噌汁を飲んで、気持ちよく一日のスタートをきってみませんか。

外食は「チェーン店」より「つくり手の顔が見えるお店」で楽しむ

キレイになるためには、ご飯とお味噌汁をしっかり食べる食事を続けることが基本です。ですが、ときには楽しい外食の時間も大切です。我慢や制限をせず、おいしいものを食べて楽しいと感じることで「あー、しあわせ。明日から、またがんばろう！」とダイエットだけでなく、いろいろなことにポジティブな気持ちで取り組めるようにもなるからです。

私が外食をする際に意識していることは「お店の選び方」です。お誘いを受けて食事に行く場合は自分にその選択権はないものの、自分自身でお店を決める自由があるときには決めていることがあります。

それは、「店内調理をしているお店に行く」ということです。最近は、チェーン店が多くなり、それはそれでどこでも同じおいしさを味わうことができる反面、「どんな食べものを使って、どうやってつくっているのか？」疑問に思うこともあります。

もちろん、素材や店内調理にこだわっているチェーン店もあるでしょう。ただ「できるだけ安く食事を提供しよう」ということにこだわっているお店であれば、素材の鮮度や調理のプロセスなどが少し気になりませんか？　何よりも、せっかくの外食なのに、そんなふうにあれこれ心配して楽しめなくなるなら本末転倒ですよね。

その点、新鮮な素材を選んで買ってきて、そのお店で調理しているような、つくり手の顔の見えるお店であれば安心です。私もご近所のイタリアンレストランで店主が心をこめてつくってくれるピザやパスタを「いつも、おいしいな」と感じながら食べる時間は、とてもリラックスできてハッピーな気持ちで包まれます。

じつは、そんなふうにストレスフリーの状態で食事をすることは血糖値の安定にも一役かっています。私たちがストレスを感じると、交感神経が優位になって血糖値を上げるアドレナリンや甲状腺ホルモンといった物質の分泌が増えるといわれています。ストレスフルの状態になると分泌されるコルチゾールという物質も、血糖値を上昇させるとのこと。我慢や制限なく、リラックスしながらハッピーな気持ちで食事を楽しむことは、血糖値を急上昇させないためにも大切なのです。

結局、
どうしたらいいの？

「朝食に何を食べるべきか問題」の最終結論

明日のキレイをつくる
BEAUTY COLUMN

それぞれのお悩みに合わせ、
「食」の最新事情を
アドバイスします！

Q

「朝はバナナを食べなさい」
「海外セレブは朝食にグラノーラを食べている」
「朝イチのグリーンスムージーが健康のもと」など
情報がたくさんありすぎて迷ってしまいます。
結局、朝食には何を食べたらいいのでしょう？

A

私のプログラムを受講してくださるみなさんの多くも、美と健康に関する情報収集に敏感だからこそ「ダイエット迷子」になっています。朝食についての質問は私もたくさん受けますが、いつも私がお伝えしているのは「雑穀を混ぜて炊いたご飯と、具だくさんのお味噌汁、たんぱく質がとれるおかずがおすすめです」というシンプルなことです。もちろん、バナナやグラノーラ、グリーンスムージーを口にすることを否定はしませんが、それらの食べものや飲みもののみを「食事」の代わりにすることはおすすめしません。前日の残りものなどで十分なので、その日いちばんに体に入れてあげるのは、主食、副菜、主菜の揃った食事をおすすめしたいですね。

BEAUTY POINT!

朝食はご飯中心の「食事」を！

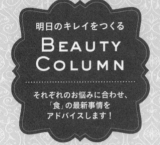

3章
キレイになれる食のルーティン

どんなダイエットより
キレイに効くのは「噛むこと」

「とにかくよく噛みましょう」これは、すべてのクライアントのみなさんにお伝えしていることです。

じつは、本人はそのつもりでも、実際に噛むことを意識しながら食事をしている人はほんのひと握り。とくに「どんなダイエットを試してみても、なかなかやせない」という場合は、噛んで食べていないケースが多いのです。どんなダイエットより速く、確実にキレイになれるのは、とにかくよく噛むことです。

「食べたい」という気持ちがあるのに、それを無理に抑えつけるのは難しいことです。ですが、「食べたい」という気持ちが起こらないようにすることは誰にでも簡単にできます。それが、よく噛むということなのです。

私たちが食べものを噛んで食べるとき、レプチンというホルモンが分泌されます。

レプチンは食欲を抑える働きがあるだけでなく、私たちの体内にたまった脂肪を燃焼させたり、エネルギー消費を促進したりする役割もあるとされています。

ただし、そんな「やせホルモン」のレプチンが分泌されるのは食べはじめてすぐではありません。一説によると食事をスタートして20分後ともいわれています。これは、ゆっくり時間をかけて食べないと「やせホルモン」は分泌されないということ。だからこそ、時間をかけてよく噛んで食べる必要があるのです。

ためしに、ひとりで食事をするとき時間をはかってみてください。私の経験上、意外と多くの人が15分以内に食べ終わってしまうはず。

ですが、これだと「やせホルモン」が分泌される前に食べ終わってしまうため、「もっと食べたいのに！」というモヤモヤした気持ちだけが残ってしまうことになります。

「速食い」はダイエットの敵。まずは、1回の食事を20分以上かけて食べることを目安にしましょう。よく噛んで食べているうちに、「あー、お腹いっぱい！」という満腹感を自然と味わえるようになります。

「ひと口目は100回、ふた口目は30回」は究極の胃腸のエクササイズ

よく噛む目安は「ひと口目は100回、ふた口目は30回」という回数です。

よく噛むことのメリットはたくさんありすぎて、デメリットのほうが思いつかないくらいですが、ダイエットという視点で考えると「よく噛むことは胃腸のエクササイズになる」ということもあります。

私たちが食べものを口にしてよく噛みはじめると、口の中から感覚情報が脳に送られ、胃腸の働きが活発になります。胃腸はほぼ筋肉でできていますから、よく噛むことは胃腸を筋トレしているのと同じこと。噛んで食べれば胃腸のエクササイズになります。朝の食欲がないときも、噛むことが胃腸のウォーミングアップになります。

私たちが体を動かすエクササイズをするときに体が熱くなってエネルギーを消費

することでダイエットになるように、よく噛んで食べると体の内側でもエクササイズが行われてエネルギーが消費されることになります。

定期的に適度な運動をすることがやせることにつながるのなら、1日3回よく噛んで食事をすることも内臓を使ったエクササイズともいえます。胃腸は自分の意思で動かせない分、食事の時間を活用してよく噛むことが必要になるのです。

ダイエットの視点から見た、よく噛むことにはもうひとつ大事なメリットがあります。便通がよくなる効果が期待できる、ということです。

よく噛まずに食べものを飲み込むと、食べたものの分解に時間がかかり、胃腸にとっては負担が大きくなります。消化をうながすためには、よく噛んで食べたものを細かくしてから胃腸へ送り込むことが大事。それと同時に、よく噛むときに分泌される消化酵素を含んだ消化液の働きも消化吸収をサポートするので、本来の胃腸の働きをうながし、お通じを整えることにつながるのです。

「ひと口目は100回、ふた口目は30回」は慣れないうちはハードルの高さを感じるかもしれませんが、噛むたびにキレイになるのは間違いありません。ぜひ次の食事から実践してみましょう。

唾液は〝無料の美容液〟。噛んで若返りホルモンを出す

「唾液は美容液です」とお伝えすると、驚かれることがありますがこれはまぎれもない事実です。

これまで、噛むことがダイエットのサポートをするお話をしましたが、じつは美容にも直結しています。よく噛むことは、年齢とともにエイジングしていく私たちの体にブレーキをかける働きがあるといわれているのです。

噛むこととアンチエイジングの関係をひもとく鍵はパロチンと呼ばれる若返りホルモンにあります。パロチンは成長ホルモンの一種。成長ホルモンは、成長期だけでなく大人になってからも分泌されます。代謝を促進したり、壊れた細胞を寝ている間に修復したりする働きがあるとされる、私たちにとってなくてはならない物質です。

パロチンのおかげで肌や髪が老化するスピードがゆるやかになるともいわれています。パロチンが肌の代謝をうながす働きをすれば、新陳代謝も進むので、肌が生まれ変わるサイクルもスムーズになって美肌へと導かれることになるのです。

そんなふうにアンチエイジングの心強い味方になるパロチンは、よく噛むことで分泌される唾液の中に含まれています。しっかり噛んで唾液をたくさん出せば効果的にアンチエイジングにつながることが、唾液が美容液にたとえられる理由です。

唾液をたくさん分泌させる食べ方のひとつに、「噛み応えのある食べものを食べる」という方法もあります。ゴボウやレンコン、コンニャクといった噛み応えのある食べものを味噌汁に入れてご飯と一緒に食べれば、いつも以上にしっかり噛んで食べることができるようになります。ご飯に雑穀を混ぜて、粒やかたさの変化によって噛む回数を増やすのも効果的です。

そのほか、食事中に水やお茶を飲まないこともポイントです。食べものと水分が口のなかで一緒になると、それほど噛まなくても飲み込めてしまうからです。せっかく分泌された消化酵素を水分で薄めることで、その働きを弱めないためにも、なるべく食事中に水やお茶を飲むことは控えましょう。

「噛む食事」で小顔&シャープなフェイスラインに生まれ変わる

よく噛むことが習慣になると、鏡を見るのが楽しくなります。なぜなら、以前の自分と比べて一目瞭然、小顔でフェイスラインがしゅっとしていくのが自分でもわかるからです。

よく噛むと小顔になる理由は、口のまわりの筋肉が鍛えられるからです。私たちの顔、とくに口のまわりには口輪筋や舌筋、頬筋といった筋肉があります。噛むことでそれらの筋肉が鍛えられるので、どんどん引き締まっていきます。よく噛むと頬やあごのたるみの引き締めや口元のリフトアップが自然におこなわれるのです。

フェイスラインがシャープになるのも同様です。年齢を重ねるごとに、むくみやたるみが気になって顔の輪郭もぼやけがちになります。逆にいえば、フェイスラインがくっきりしていれば、見た目の年齢は若々しく見えるもの。よく噛むことでここを鍛えれば年齢知らずのシャープなフェイスラインが手に入ることになるのです。

自分でつくるいつものお料理も、ちょっとした工夫で小顔&シャープなフェイスラインをつくるメニューに変えることができます。そのコツは次の3つです。

POINT❶ 素材を大きくカットする

同じ野菜でも、みじん切りにするより乱切りにしたほうが、口にしたときにゴロゴロ感があってよく噛むことになります。同じように、繊維を断ち切るようにするより、繊維に沿ってカットしたほうが食べ応えがアップするため、噛む回数が増えます。

POINT❷ かために仕上げる

お味噌汁に入れる野菜などの具材も、クタクタになるまで煮込んでしまうより、かために仕上げたほうがよく噛むことにつながります。茹でる、炒めるといったプロセスが必要なお料理のときにも、応用できるテクニックです。

POINT❸ 皮つきのまま調理する

かぼちゃやサツマイモなど、皮をむかなくても食べられるものはそのまま食べるほうが噛む回数が増えるだけでなく、お料理の手間も省けて一石二鳥です。

朝食は「起きてすぐ」にとる

キレイになるための一日のスタートをきるなら、まずは毎朝ご飯を食べることです。朝食を抜くと、寝ている間に下がった体温も代謝も上がりません。すると、一日のエネルギー消費量も少ないまま、太りやすい体ができあがってしまいます。だからこそ、朝食をとる習慣はキレイになるためには欠かせません。

「朝食を、どのタイミングで食べるか?」もキレイを左右する大きなポイントになることを知っていますか?

以前、私のクライアントの女性からこんな相談を受けたことがあります。「それまで抜いていた朝食をとるようにしたのに、なかなか思うように体重が減らないんです」。詳しくヒアリングしてみたところ、アクティブな彼女は朝起きたらまず、軽いエクササイズやお部屋の掃除などを済ませ、身支度を整えるまでにたっぷり1時間。そこから落ち着いて朝食をとり、その後でのんびりしていることがわかりました。

じつは、なかなかやせない原因は朝食をとるタイミングにありました。やせるさまたげとなっていたのは、血糖値です。起床時に低下していた血糖値は、活動をすることによりさらに下がります。そこではじめて食事をとると、血糖値が急上昇するのは当然のこと。血糖値が急上昇すると、やせるどころか太りやすくなるのです。

そこで、彼女には行動の順番を変えるようアドバイスをしました。朝起きてから「動く→食べる」ではなく、「食べる→動く」と活動する順番を変えるだけで、血糖値の乱高下をセーブでき、やせやすくなるからです。

朝起きてすぐに朝食をとり、そこからいつもと同じ活動をするようにしただけで、血糖値は安定し、やせやすい体になっただけでなく、「今までより体調もよくなった」という報告がありました。朝食は朝起きてすぐにとること。「活動するなら、朝ご飯を食べてから」がキレイになるための朝のルーティンです。

もしも「朝は食欲がない」という人は、前の晩の食事を見直すことが大事。「脂質をとりすぎていないか？」「寝る直前にドカ食いをしていないか？」をチェックし、もし心当たりがあるならそこを改善していきましょう。

「野菜を食べる代わりに野菜ジュースを飲む」は正解？

「野菜ジュースを飲めば、野菜を食べたことになりますか？」といった、野菜ジュースに関する質問を受けることは講演会やセミナーでもたびたびあります。

私も出張先などで、「本当は野菜たっぷりのお味噌汁を飲みたいけれど、場所と時間がないかも……」という場合は、野菜ジュースを飲むこともあります。

ですから、もちろん野菜ジュースを飲むことは否定しません。ただ、野菜ジュースの特徴やデメリットも知っておいたほうが、数ある銘柄のなかから自分に合った野菜ジュースを選ぶときの基準を持つことができるのではないでしょうか。

やせやすい体をつくるなら、次の3つのポイントが大切です。

POINT❶ 冷たい食べものや飲みもので胃腸を冷やしすぎない

POINT❷ とにかくよく噛んで食べる

POINT 3 素材のもとの姿が想像できる固形物を食べる

そう考えると、じつは野菜ジュースはすべてクリアできていません。冷たいドリンクコーナーに置かれているのを買って飲むことが多いですし、液体なので嚙むことはまずありません。どんな野菜が入っているのか、飲んだだけではすべてを想像できないこともあるでしょう。「野菜ジュース＝野菜そのもの」とはならないのです。

ですが、自分の求める目的や優先したいことによって選べばプラスにすることは可能です。たとえば、やせることを優先したいなら、果物が入っていないような糖質を控えたものを、反対にエネルギーを補給することが目的なら、果物入りの糖質がしっかりとれるものを、それぞれ選びます。

私の場合、「食物繊維が多く含まれているもの」を優先して、パッケージを見て確認してから選ぶようにしています。「野菜をとりつつ、少しでも血糖値を安定させておきたいから」です。食物繊維は、糖質たっぷりの野菜ジュースを飲むより血糖値が急上昇するのを抑える働きがあると考えています。

「野菜ジュースならなんでもいいだろう」ではなく「自分の体に必要な野菜ジュースを選ぶ」という習慣を身につけましょう。

次の食事まで8時間以上は空けない

ここでひとつ質問です。あなたが食べた、昨日からの食事のことを思い出してください。ランチから夕食まで、どのくらいの時間が空いていますか？

じつは、この答えによって、あなたが太りやすい食事をしているかどうかがわかります。もしも、6時間なら要注意、8時間なら危険水域に達しています。6～8時間何も食べず、空腹状態も長く続くということは、軽いファスティングをしているのと同じこと。空っぽな体に食べものを入れると、血糖値が急上昇して太りやすい体をつくるのは以前にお話ししたとおりです。だからこそ、食事と食事の間は8時間以上空けないように心がけましょう。

気をつけたいのは、「そのときに何を口にするか？」ということ。食事と食事の間のお腹が空いている状態で食べるものは、体に吸収されやすくなるからです。

たとえば、このタイミングでカフェに行き、クリームがトッピングされているような甘い飲みものやスイーツを飲んだり食べたりするのは太りやすい体をつくるもとです。

ちなみに私の場合、食事と食事の間に時間が空きそうなことがわかったら、おにぎりを用意しておいて、それをよく噛んで食べるようにしています。このタイミングでおにぎりをよく噛んでしっかり食べておくと、自然と体が甘いものを求めなくなります。もしもここで甘いものへの欲求がある場合、それはおにぎりが小さくてご飯の量が足りていないか、あるいはよく噛まずに食べてしまっているかのどちらかの可能性があるので、小さなおにぎりをプラスして、さらによく噛んで食べるといいでしょう。

おにぎりに含まれる糖質は私たちの活動を支えるエネルギーになるもの。エネルギーを不足させることなく、完全に足りなくなる前のちょうどいいタイミングでとっておくことが、最大限のパフォーマンスで毎日を過ごせる秘訣であることは間違いありません。

キレイになる黄金比は「ご飯：おかず」が「6：4」

「キレイになる食事の基本は、ご飯とお味噌汁です」とお伝えすると、「おかずは、どう考えたらいいのでしょう?」「たんぱく質は不足しないですか?」といった質問が返ってくることがあります。

たしかに、ご飯とお味噌汁だけでなくおかずも食べたくなりますよね。だからといって、たんぱく質や脂質といった栄養素の細かい計算が必要となると、ただでさえ献立を考えることが面倒なときは精神的にも大きな負担になってしまうでしょう。

ですが、ご安心ください。そういった問題がすべてクリアになる究極の食べ方があります。それが「ご飯：おかず」の割合を「6：4」で食べる、という考え方です。1日の食事全体を10とした場合、ご飯の割合が「6」で、お味噌汁を含めたおかずの割合が「4」になるようにバランスを考えて食べる、というとてもシンプルな方法。これがキレイになる食べ方の黄金比です。

「ご飯：おかず＝6：4」で考えるのは、1食単位ではなく1日単位であることもポイントです。もちろん、麺類であったり洋食であったり、主食がご飯以外になることもあるでしょう。ですが、1日のトータルバランスで考えればOKなので、「じゃあ、夕食はご飯とお味噌汁を中心に食べよう」と、キレイになるための食事を自分自身で整えていくことができるようになります。メニューを選べたり、自炊できるときに「ご飯：おかず＝6：4」を意識すればいいのです。その「ご飯：おかず＝6：4」の食事の頻度を少しずつでも増やしていくことが理想です。

キレイになるためには、ダイエットも「楽しくコツコツ」長く続けられることが大事。そのためには、毎日のように自宅でとる食事はできるだけ簡単につくれるほうがいいに決まっています。

その点、「ご飯：おかず＝6：4」の献立なら、おかずのほうに具だくさんのお味噌汁が入るので、晩ご飯にはあと1品だけ何かをつくればOKです。その1品がお魚やお肉、豆を使ったメニューであれば、たんぱく質もしっかりとれるはず。そもそもご飯やお味噌汁にも、たんぱく質は含まれているので不安になる必要もないでしょう。

おかずを1品だけつくればいいとなると、手間やコストの負担は大幅に軽減されるはず。献立のバランスを考えなくてはならない面倒くささやプレッシャーからも解放されますよね。買い物に行ったりキッチンに立ったりする時間を、よく嚙んで食べる時間のほうに回せたら、ますますキレイになれることも確実です。

「6：4」は、お弁当箱におかずよりご飯を多めに詰めるイメージ

1日の食事を「ご飯：おかず＝6：4」の割合でとるようにする体へのメリットはおもに次のふたつです。

ひとつ目は、おかずよりご飯のボリュームを多くすることで、「満腹感が持続する」という点です。ほかの食べものと比べ、その満腹感が続くのがお米のなせるわざといえるでしょう。

ふたつ目は、「脂質が抑えられてやせやすい体になる」ことです。おかずを多めに食べると、どうしてもそこに含まれる脂質も一緒にたくさんとってしまうことに

キレイになる食べ方の黄金比は
「ご飯:おかず=6:4」

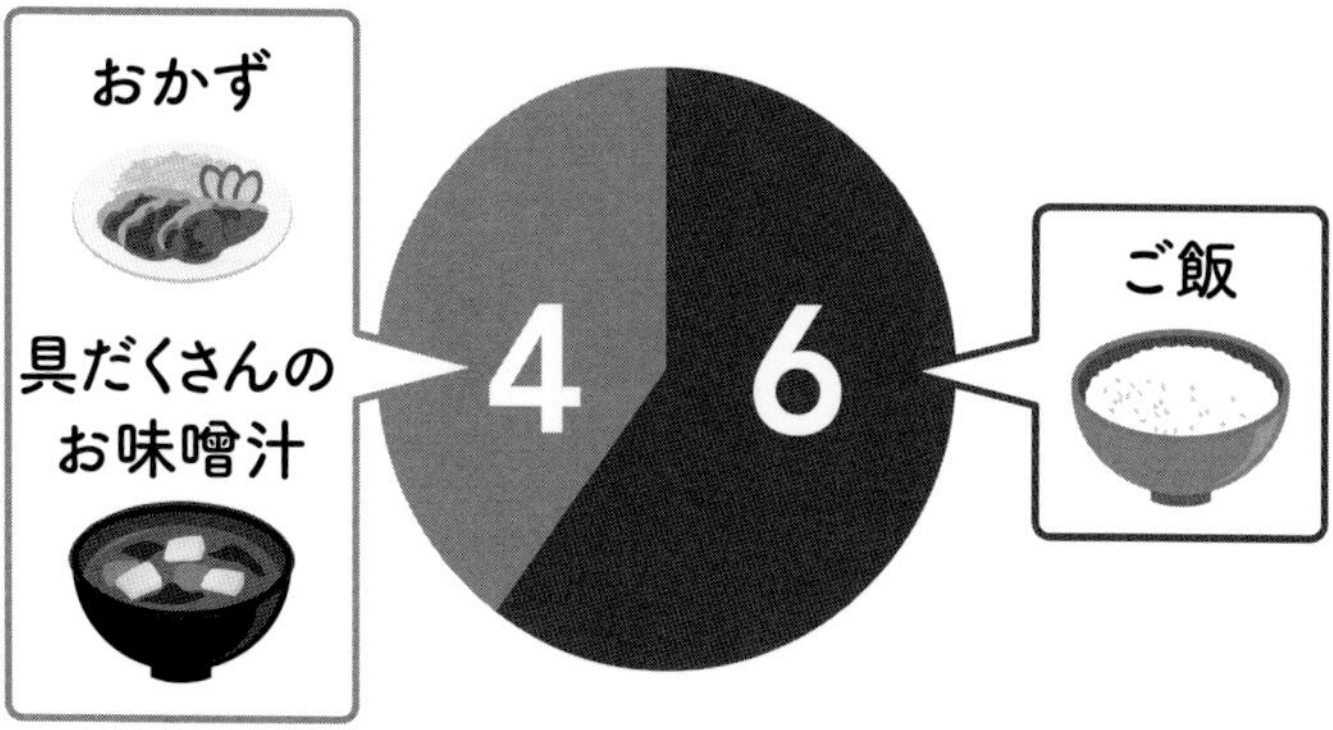

1回の食事で考えるのではなく、1日3食の食事のトータルのバランスが「ご飯：おかず=6：4」になればOK

なります。お米を食べるボリュームを増やせば、必然的におかずを食べる量が少なくなります。ご飯をしっかり食べたことによってエネルギー消費量も上がり、とった脂質も燃焼できるようになります。

もしも「ご飯：おかず＝6：4」の割合がどのくらいか迷ったら、四角いお弁当箱にご飯とおかずを詰めてお弁当をつくることをイメージしてみてはいかがでしょう。

ご飯のボリュームを半分より多めに確保して、残りの小さなスペースにおかずが入って、味噌汁もつける……と考えると、わかりやすいでしょう。

「おかずファースト」でご飯より先にお味噌汁を飲む

食事のスタートは野菜から食べる「ベジファースト」という食事の仕方に加え、最近では、「おかずファースト」という考え方も広まっているのを知っていますか？おかず全般に枠を広げ、「野菜だけではなく、お肉やお魚も先に食べましょう」という食事のとり方です。食事のはじめにたんぱく質をとると、血糖値を下げるインクレチンというホルモンが小腸から分泌されるため、ともいわれています。

野菜を先に食べる目的は、野菜に多く含まれる食物繊維をとっておくことで血糖値が上がるスピードをゆるやかにする働きを見込んでいるからです。さらに、その後で食べるものに含まれる糖質や脂質などが、体内に吸収されるのを抑えるという目的もあります。どちらも太りにくい体をつくるためのアプローチです。

ベジファーストとおかずファーストに共通しているのは「ご飯は後から食べる」

という食べ方です。食べるものは変えずに、食べる順番だけを変えてキレイになれるなら、早速次の食事から実践することができそうですね。

ご飯とお味噌汁の基本の食事をとるときも、まずお味噌汁の汁を飲んで、次にお味噌汁の具材をよく噛んで食べるようにします。すると、お味噌汁の温かさで体も内側から温まりはじめます。その後、ご飯とお味噌汁を交互に食べるようにします。

お味噌汁は、炒めものや揚げものといった油を使うメニューと比べ、脂質が少ないおかずです。脂質の多い食事は、胃腸に負担がかかり消化に時間がかかるもの。胃腸の状態や腸内環境も悪化しやすくなってしまいます。

反対に、脂質が少なければ、消化するときも胃腸への負担が軽くて済みます。胃腸への負担はなるべく少ないほうが、食べたものがエネルギーに変わりやすくなり、やせやすい体づくりをサポートすることになるのです。

ひとつ気をつけたいのは、おかずだけを食べる食事にならないことです。たんぱく質を美肌づくりやしなやかな筋肉づくりに活用するには、それらをつくるために必要なエネルギー源となる炭水化物であるご飯を食べることがマストです。

睡眠の質がぐっと上がる「夜の食事の仕方」

「寝つきが悪い」「眠りが浅く、途中で何度も目が覚める」といった不眠症状に悩まされている人は少なくありません。厚生労働省のデータによると、成人の約3人に1人になんらかの不眠症状があるとのこと。その原因は、ストレスや精神疾患、アルコールによるものなど多岐にわたっているといいます。

睡眠不足になると心身の不調につながるだけでなく、毎日のパフォーマンスが下がるのはよく知られていますが、じつは血糖値にも影響を及ぼします。睡眠不足が続くと、血糖値が急上昇するともいわれているのです。

ということは、質のいい睡眠をとっていれば血糖値も安定し、やせやすい体づくりも可能なはず。では、質のいい睡眠をとるためには、食事のとり方にどのような工夫をすればいいのでしょうか。

まず、朝食は質のいい睡眠をとるための大事なポイントになります。

私たちの体は、夜に体温が下がるタイミングで眠りにつくような仕組みになっています。だからこそ、朝起きてから体温を上げておくと、夕方から夜にかけて少しずつ体温が下がりはじめスムーズに眠れるようになるとのこと。朝に体温をしっかりと上げるためには朝食は欠かせません。体温を上げる朝食におすすめなのは、温かい具だくさんのお味噌汁とご飯をよく嚙んで食べることです。

私たちを眠りに導くメラトニンというホルモンは朝食をとってから14～16時間後に増えるともいわれています。そのことを考えると、逆算して朝から夜寝るための準備をしておくことは意味があることなのではないでしょうか。

私たちが寝ている間でも、体は活動を続けているのでエネルギーは必要です。エネルギーが不足すると、血糖値を上げるために分泌されるホルモンによって脳が刺激され、睡眠の質の低下を招きかねません。「お腹が空いて眠れない」も避けたいことですし、反対に、睡眠時に胃腸に負担がかかって、「お腹が張って目が覚めた」ということもないようにしたいもの。夜もしっかり食べること、そして食べたものの消化を助けるためにも、とにかくよく嚙むことを心がけましょう。

飲み会の後の「シメのご飯」はパスせず食べる

キレイになるお酒の飲み方を知っておくと、お酒の席がもっと楽しくなります。

「お酒はダイエットの敵」「飲み会が続くと太る」という声を聞くことがあります。もしも、「お酒は太る」と感じているなら、おそらくそれはアルコールではなく食べ方に問題があるのかもしれません。食べ方さえ見直せば、その心配は軽減できます。

お酒を飲んでもキレイになれる食べ方のポイントは、「食べて、出す」という考え方です。というのも、おそらく多くの人が「お酒を飲んだ分、糖質は控えなければ」と考えて、いわゆるシメに食べるご飯などの炭水化物をパスしているのではないでしょうか。ところが、「おつまみを食べて、シメのご飯を控える」という食べ方をしても、キレイにはなれません。むしろ、「おつまみを食べたら、シメのご飯もしっかり食べる」がキレイになるお酒の席での食べ方なのです。

その理由はとてもシンプルです。飲んだお酒のアルコールを分解するのは肝臓ですが、そこでは大きなエネルギーを必要とします。しっかりと肝臓に働いてもらうためのエネルギーの源は、おつまみに多く含まれる脂質ではなく、ご飯の炭水化物です。つまり、「お酒を飲んでおつまみを食べたら、それを効率よく分解するためにはご飯を食べることが欠かせない」ということになるのです。

アルコールを分解して「出す」ためには、ご飯を「食べる」。これが、「食べて、出す」というキレイになれる食べ方のセオリーです。

私自身も飲み会に参加すると、ビールやおつまみをひととおり飲んだり食べたりした後は、必ずといっていいほどシメに「おにぎりとお味噌汁をお願いします！」とオーダーをします。お店にそれがないときでも、帰宅してからご飯とお味噌汁の食事をします。

よく噛んで食べることが基本なので、シメに食べるのは雑炊や麺類ではなく、ご飯を選ぶのも「食べて、出す」を加速させるコツです。「お酒×ご飯とお味噌汁」の飲み会コンボは、明らかに翌朝のコンディションがよくなることを実感できるので、ぜひおためしください。

食べすぎても翌日にリセットすればOK

「食べすぎてしまった……」と思ったときにすべきことがあります。それは、罪悪感を抱くことでも後悔することでもありません。「明日、リセットすれば大丈夫！」と笑顔で前を向くことです。

実際、たった1回の食べすぎくらいで、これまで積み上げてきたことが〝なかったこと〟にはならないので大丈夫。誰にでもあることなのであせる必要もありません。1食単位よりは1日単位、1日単位よりは2日単位で調整していくほうが、「楽しくコツコツ」の食事法は続けやすいでしょう。

食べすぎた日の翌日、体をリセットするための考え方は、やはり「食べて、整える」です。何を食べるかというと、これもまた基本に立ち返りますがご飯とお味噌汁、とくにご飯をしっかり食べることが大事です。

106ページでお話ししたとおり、キレイになるには「ご飯：おかず＝6：4」の割合で食べることです。食べすぎたと思ったときに起こっているのは、このバランスの乱れです。というのも、とくに外食の場合、その多くはどうしてもおかずのボリュームゾーンが大きくふくらみがち。極端なケースだと、「ご飯：おかず＝0：10」なんていうことにもなりかねません。

おかずの食べすぎが招くのは脂質のとりすぎです。とりすぎた脂質の割合を低くするためには、ご飯をたくさん食べることが最短で最善の解決策。リセットのための食事では「ご飯：おかず」の割合を「7：3」「8：2」というくらいまでご飯が占める比率を上げていきましょう。お腹の容量は変わらないのであれば、ご飯をしっかり食べることでおかずが入る余地が少なくなって、自然と脂質をとらなくても「お腹いっぱい！」の状態になるはずです。

食べすぎた後のリセットだからといって、食事を抜くのはNGです。「食べて、整える」ことで起こるのは脂質の調整だけでなく、お通じをよくする意味もあるからです。しっかり食べて、きちんと排泄するのも体をリセットするためには大切です。

おやつは「計画的に」食べる

どれほどスイーツが好きだった人でも、ご飯をしっかり食べる食事をすることが習慣になると『甘いものやおやつを食べたい！』という欲求が自然となくなった」と口を揃えていいます。毎日お腹がいっぱいになるまでご飯を食べて心身が満たされていると、甘いものやおやつに対してもガツガツした気持ちにならないようです。

ただ、1日3食のご飯とお味噌汁の食事が習慣になるまでは「甘いものやおやつがやめられない」ということもよくあること。そんなお悩みには、「無理して甘いものやおやつから距離を置こうとしなくてもいいですよ」とお伝えするようにしています。「食べたいのに、食べられない」というジリジリした思いは、本来かかえることのないストレスを増やすだけからです。それに、血糖値の乱高下を避けるなら、体内の糖を不足させないでおくことも大切です。

では、キレイな人はどんなふうに甘いものやおやつを食べているのでしょうか。

私がおすすめしているのは、特別なときに食べる「ご褒美スイーツ」と、日常的に食べる「お手軽おやつ」に分けて、計画的に甘いものやおやつを食べる方法です。

ご褒美スイーツは、「今週は仕事をがんばったから、週末に友達とケーキを食べに行こう」というようにスペシャルなときに味わって食べるもの。その日を想像するとワクワクするような気持ちになれる、きちんと向き合って食べるスイーツです。

一方、お手軽おやつは、コンビニでも買えるようなリーズナブルなお菓子が中心で、昼食と夕食の間の小腹が空いたときに軽く糖質を入れてあげるようなイメージのものです。ただし、なんでもいいというわけではありません。できるだけ血糖値が急上昇しないようなもので、なおかつ「食べたい」という欲求を満たすことのできるもの。それが次のページでご紹介するようなお手軽おやつです。

大切なのは、ご褒美スイーツとお手軽おやつ、どちらも計画的に口にすることです。「ただなんとなく食べたいから」ではなく「せっかく食べるなら、とことん楽しもう」「キレイになれるようなものを食べよう」などと意思を持って、甘いものやおやつと上手にお付き合いしていきましょう。

賢く食べてキレイになれる

「お手軽おやつ」

「小腹は空いているけれど、体への負担はなるべくかけたくない」

というときにピッタリのおすすめの「お手軽おやつ」です。

小腹が空いたときなどにちょこっと食べると、心までしっかり満たされます。

甘酒

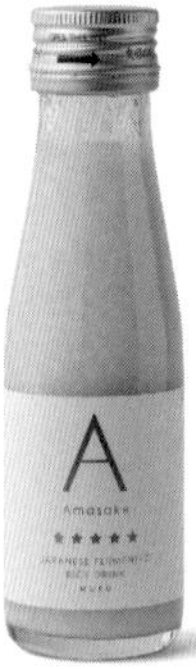

健康と美容に有益な「レジスタントプロテイン」を通常の約6倍も含む稀少な甘酒。（KOJI DRINK A 100ml/500円/MURO神楽坂）

干しいも

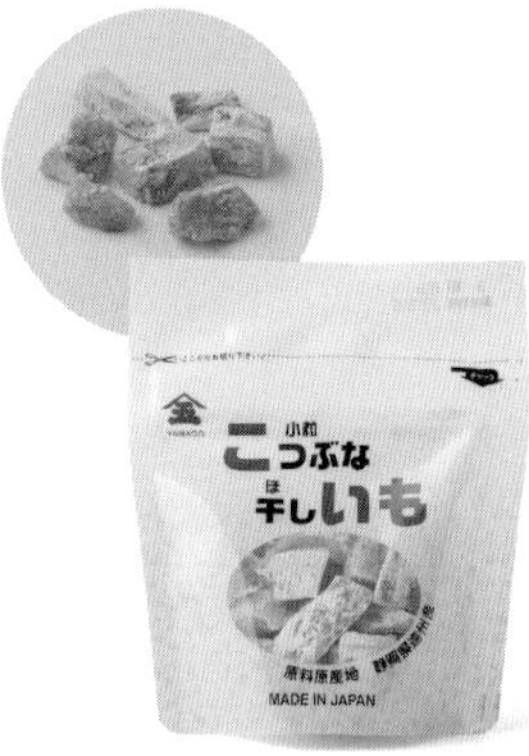

カリウムやビタミンB_1、ビタミンCのほか、抗酸化作用を持つビタミンEも豊富。食べやすいひと口サイズも◎。（こつぶな干しいも/380円/福田商店）

おせんべい

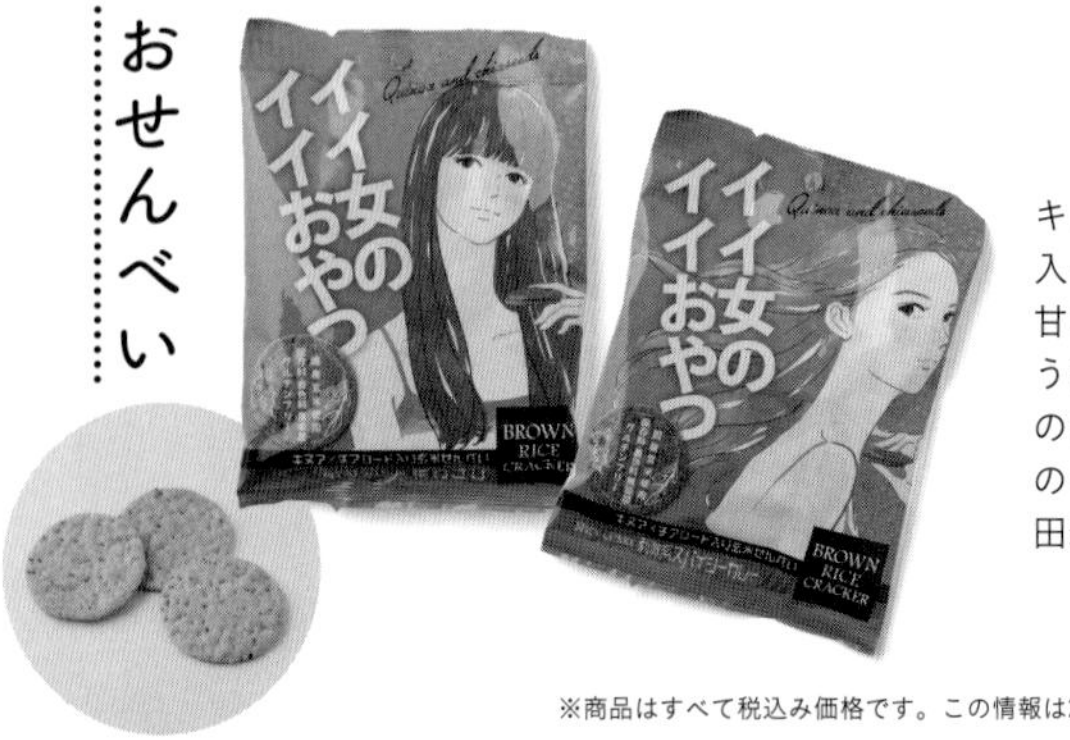

キヌアとチアシードの入った玄米せんべいは、甘いものが苦手な人にもうれしいグルテンフリーのおやつです。（イイ女のイイおやつ/216円/酒田米菓）

※商品はすべて税込み価格です。この情報は2023年11月現在のものです。

ようかん

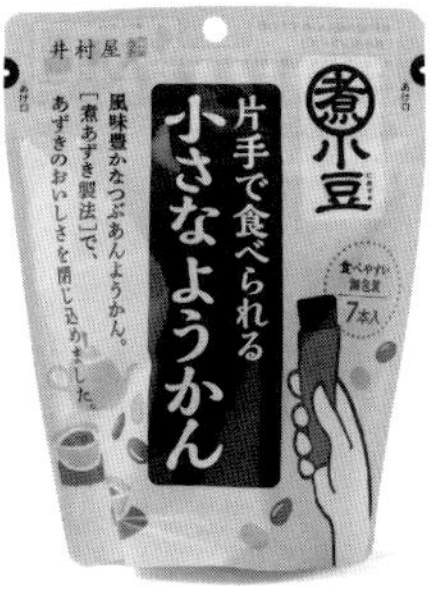

ミニサイズで個包装なので、食べすぎも防げます。老舗の和菓子ブランドのようかんはおいしさにも太鼓判。（片手で食べられる小さなようかん/324円/井村屋）

甘栗

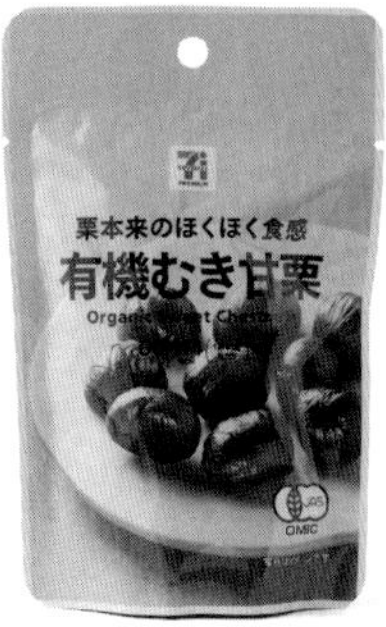

有機栽培で収穫された栗のみを使った甘栗は、さつまいもやゴボウに引けをとらない食物繊維がたっぷり。（有機むき甘栗/149円/セブンプレミアム）

甘納豆

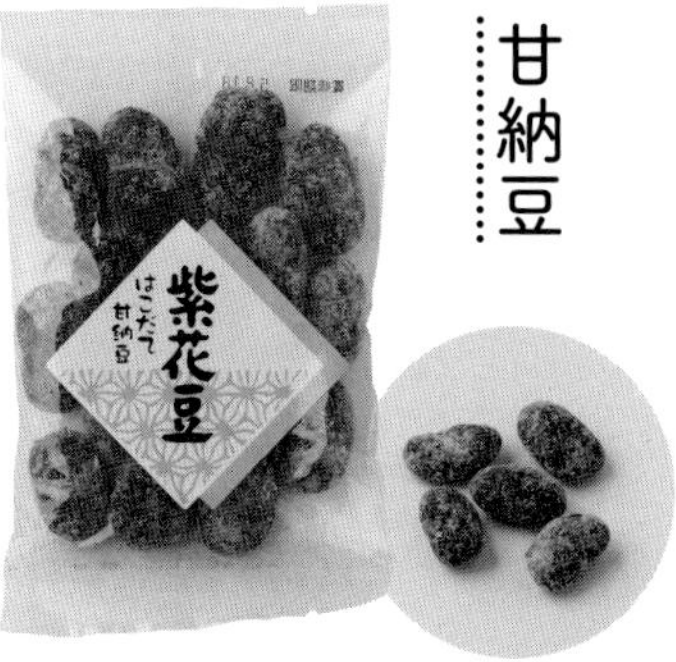

保存料や着色料は不使用、甘さ控えめな甘納豆。紫花豆のゴロっとした食感は食べ応えも十分。よく噛んで食べられる点も◎。（はこだて甘納豆 紫花豆/362円/石黒商店）

りんごパウダー

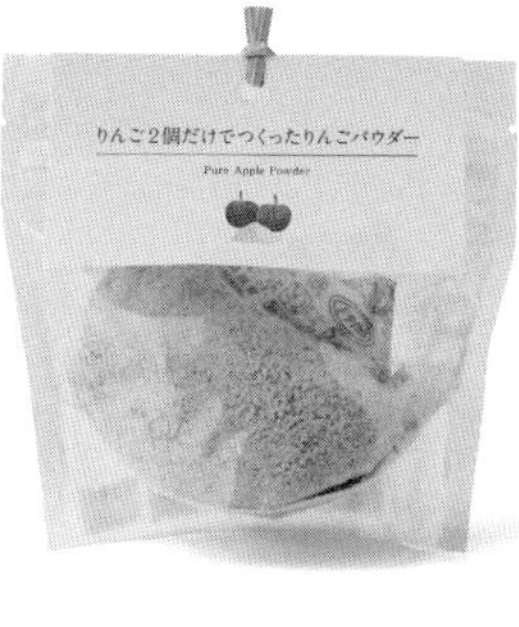

りんごを濃縮したものをパウダー状にしたもの。プレーンヨーグルトにトッピングすると甘みと酸味が絶妙にマッチ。（りんご2個だけでつくったりんごパウダー/540円/マキュレ）

朝食の果物やヨーグルトは「メインの食事」より「間食」が最強

「今日、朝食に何を食べてきましたか?」とセミナーなどではじめてお会いする人に聞くことがあります。意外と多くの回答としてあがってくるのが、「果物とヨーグルトです」というものです。

もちろん、朝食をとっていること自体は体にはプラスです。ですが、もしももっとキレイになることを目指すなら、果物とヨーグルトのみの朝食は見直しましょう。

その理由は、果物とヨーグルトにあります。それ自体にはそれぞれの栄養素もあり、決して悪い食べものではありません。私も定期的に食べています。問題なのは、「朝食に」果物とヨーグルトのみで済ますということ。なぜなら、果物とヨーグルトは「食事」ではなく「間食」にカテゴライズしてほしい食べものだからです。

ご飯などの「主食」、お魚やお肉などのおかずである「主菜」、野菜などのおかず

果物と乳製品は
「食事」ではなく「間食」に

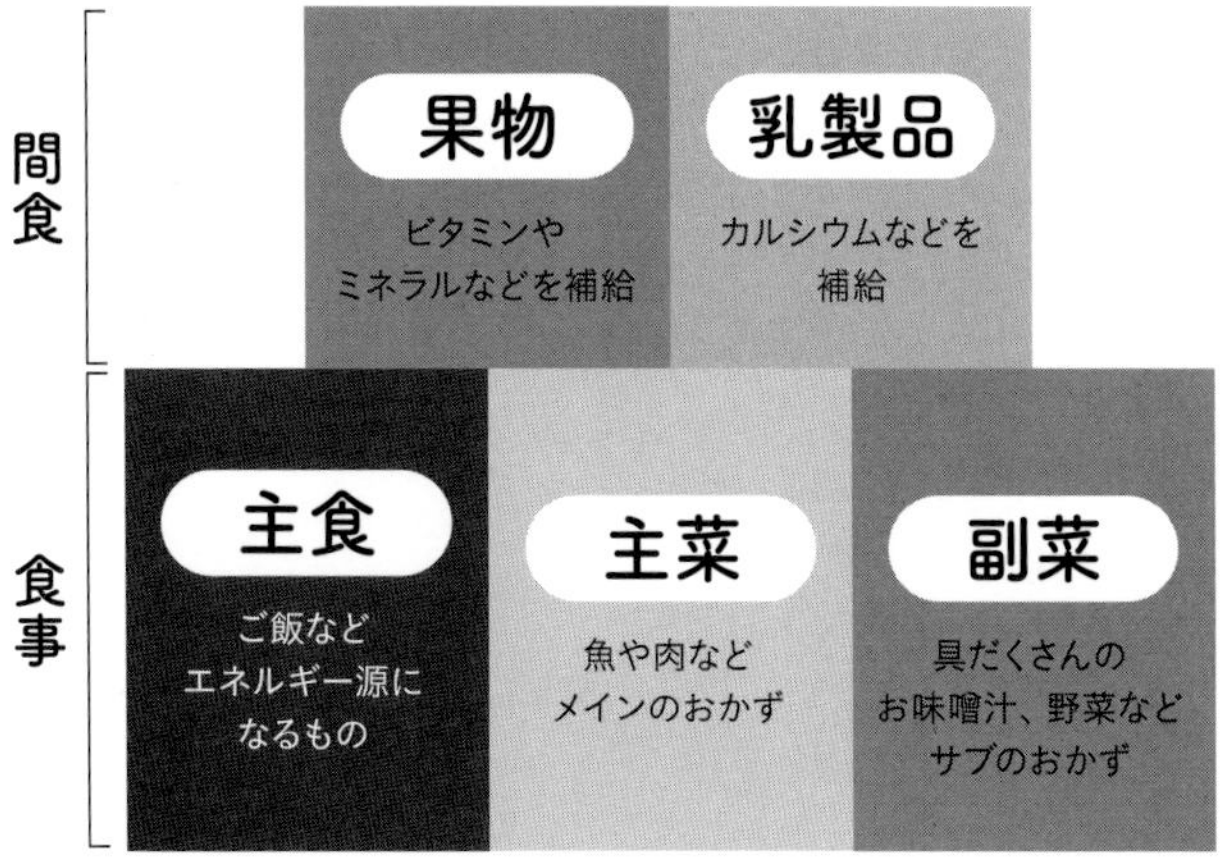
間食
果物
ビタミンや
ミネラルなどを補給
乳製品
カルシウムなどを
補給
食事
主食
ご飯など
エネルギー源に
なるもの
主菜
魚や肉など
メインのおかず
副菜
具だくさんの
お味噌汁、野菜など
サブのおかず

である「副菜」の3つを揃える——これは国が定めた健康の方針のひとつ。上の図のように、ご飯とメインのおかず、サブのおかずを「食事」としてとってはじめて健康な体の土台ができます。そのうえで、ビタミンやミネラル、カルシウムなどを含む果物と乳製品が「間食」としてサポートできたら最強です。間食として果物や乳製品をとることで、甘いものやスナック菓子といった「おやつ」の食べすぎ防止にもつながります。優先順位の1位は「食事」。食事を補うものが果物と乳製品です。

甘い飲みものを食事の代わりにしない

食べものへの意識は高くても、「飲みものについてはそこまで気にしていない」という人もいます。ところが、意外と落とし穴なのが、飲みもの。せっかくキレイになる食事に整えても、甘い飲みものを飲むことが習慣になっていると、思い通りの結果を得られないことになりかねません。

とくに、甘い飲みものを飲むことを、ご飯を食べる代わりにすることがあるなら要注意。同じ糖質でも、体への負担はまったく違うのです。甘い飲みものに含まれる砂糖とご飯に含まれるデンプンとでは糖質の種類が異なります。その差は血糖値が上昇するスピードに表れます。ご飯の糖質は血糖値の上昇がゆるやかなのに対し、甘い飲みものの糖質は血糖値を急上昇させるもの。しかも、噛まずにそのまま胃腸に入る飲みものは、吸収されるスピードも速くなります。つまり、同じ糖質でも甘い飲みもののほうが太りやすくなるといえるでしょう。

ランチの代わりに甘い飲みものを飲むなら、しっかりご飯を食べたほうがキレイへの近道。さらに、ランチの後でカフェに立ち寄って甘い飲みものを飲むなら、それは食べたランチ以上に血糖値を上げるリスクがあることを知っておきましょう。

「甘い飲みものでも、『糖質ゼロ』のものなら血糖値も急上昇しないのでは？」と思うかもしれません。たしかに血糖値の急上昇は避けられるかもしれませんが、私だったらあえて選ぶことはしません。めったに飲まない甘い飲みものを飲むときくらい、安心して「おいしい！」と感じられるものを口にしたいからです。

糖質ゼロをうたっているのに甘みを感じるのは、人工甘味料が使われているから。人工甘味料は、素材の原形が想像できないので100％安心できるかというと疑問が残ります。さらに、実際は飲みもの100㎖あたりの糖質の含有量が0・5g未満なら「糖質ゼロ」と表示できるため、完全にゼロではない可能性もあります。

甘い飲みものが飲みたいなら、ご褒美スイーツとして飲む。のどが渇いて水分をとりたいなら、甘い飲みものではなく水を飲む。そんなふうに自分の口にするものには、つねに目的と責任を持っていたいと思っています。

発酵食品は「栄養」より「おいしさ」で食事にとり入れる

「腸内環境を改善するために、積極的に発酵食品をとっています」という人がまわりにもずいぶん増えました。ぬか漬けや納豆、ヨーグルトなど、私たちの生活にはたくさんの発酵食品があります。

もちろん、発酵食品を積極的に食べることには大賛成です。発酵食品に含まれる「いい菌」を食べて体内にとり込もう、という目的も理解できます。ただ、外から「いい菌」をとり込む前に、もともと自分が持っている腸内細菌を活性化させることのほうが先決だと私は思っています。一説によると、私たちの腸内には1000種類以上ものさまざまな細菌が約100兆個もいるとのこと。それらの腸内細菌が活性化していなかったら、そこに発酵食品を食べることで外からポンと「いい菌」を入れたところで、その菌が十分に働ける環境かどうかは謎でしょう。

水槽でメダカを飼う、というシチュエーションをイメージしてください。どんなに強いメダカを買ってきて水槽に入れても、そもそも水槽のなかが汚れていたり、メダカのエサとなるものがなかったりする劣悪な環境だったら、どんなに強いメダカでも生き残れないと思いませんか？

そう考えると、外から「いい菌」をとり込むことより、まずは今の自分が持っている腸内細菌を活性化させることだと気づくはず。そのためには、腸内細菌を活性化させる食物繊維を豊富に含むご飯を食べるのがベスト。腸内細菌が活性化して腸内環境が整ったうえに発酵食品を食べれば、効果もより実感しやすいでしょう。

じつは私自身も、味噌や塩麹といった発酵調味料を手づくりしながら、日々のお料理を楽しんでいます。私が発酵調味料をつくって食べている理由は、単純に「おいしいから」です。おいしいお酢やお醤油を使うと、お料理の味が底上げされてしあわせな気持ちになれるのと同じこと。文字どおり手塩にかけてつくった味噌や塩麹の味わいも格別なものがあります。

毎日ご飯とお味噌汁の基本の食事で体を整えながら、おいしい発酵食品を食べるしあわせを味わえるのは、「楽しくコツコツ」が続く秘訣のひとつかもしれません。

明日のキレイをつくる
BEAUTY COLUMN

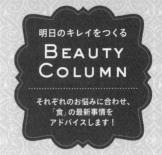

それぞれのお悩みに合わせ、
「食」の最新事情を
アドバイスします！

あれもこれも
気になるけれど……

サプリメントとのベストな付き合い方

Q

「美白ケアにはビタミンC」
「腸内環境対策には乳酸菌」というように、
目的に合わせてサプリメントを飲んでいますが、
効果があるのかどうかよくわからないのが
正直なところです。

A

講演会やセミナーでもよく聞かれるのがサプリメントのこと。健康系はもちろん、美容系やダイエット系のサプリは次々と登場するので「それを飲みさえすればキレイになれるのかしら」と、そのたびに魅力的に感じるかもしれません。ただ、現在、日本の厚生労働省でとることを推奨しているのは、妊婦さんに対する「葉酸」のサプリのみ。しかもその摂取期間も限定的です。これは個人差があるかもしれませんが、私自身のサプリに関する考え方は「飲まなくても元気でいられる心と体を、食事でつくっていきましょう」というものです。サプリがなくても不安にならないような心、サプリを飲むことを忘れてしまうくらい健康な体。そんな心身に食事で整えていけたらいいな、と思っています。

BEAUTY POINT!

「なくても健康！」を目指す！

4章

「若玄米」ですっきりデトックス

話題の食材「若玄米」とは？

私が指導にあたっている「若玄米リセットプログラム®」は、10日間、若玄米を中心とした食事をしっかりとって体をリセットしていくプログラムです。このプログラムは一般社団法人 日本健康食育協会が考案したもので、エビデンスに基づいた正しい健康理論のもとに有資格者の指導が必要になります。

この章では、「若玄米リセットプログラム®」の一部や、若玄米を使った日々の食事をご紹介していきます。

そもそも、若玄米とはいったいどんな食べものなのか、簡単にご紹介しますね。

若玄米とは、玄米が成熟する前に刈り取った未成熟のお米のなかから、とくに緑色をしているものを選り集めたもの。成熟した玄米よりも粒は小さめです。緑色の正体はクロロフィル。クロロフィルは高いデトックス力を持ちます。若玄米は、ビ

驚異のデトックス力に注目が集まる「若玄米」

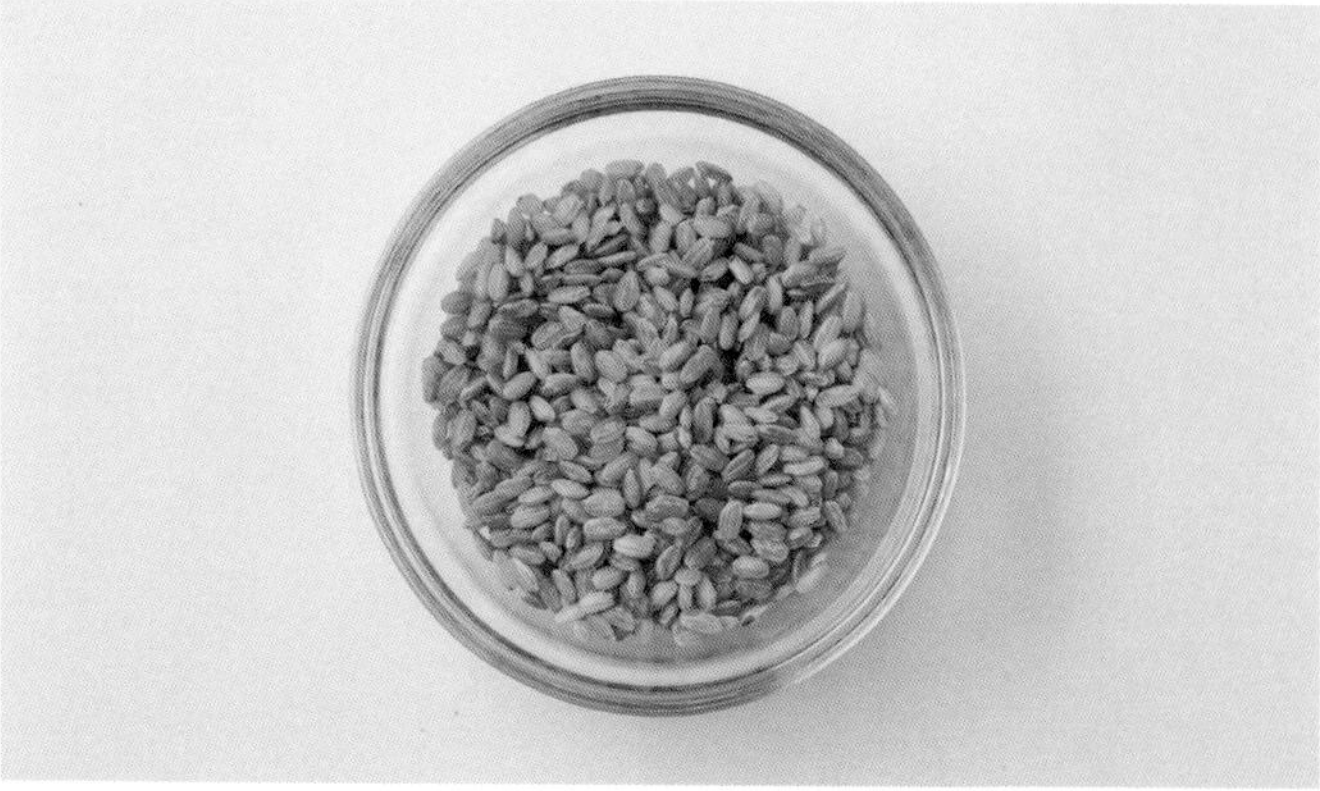

通常の玄米の収穫時期より早く刈り取って、そのなかから緑色のものだけを選りすぐった若玄米。デトックス効果が見込めるクロロフィルのパワーで体を内側からキレイに導きます。※選び方は160ページ参照

タミンやミネラルはもちろん、食物繊維が豊富で白米の約7・6倍も含まれているとのこと。毎日食べることでお通じの改善効果も見込めます。

メンタル面でも若玄米は頼りになる存在。ストレスを軽減したり、リラックスさせたりする効果があることで知られるGABAというアミノ酸の一種がたっぷり含まれています。

白米や玄米より栄養価が高く、デトックス効果も見込める若玄米を食べてキレイになるプログラムには、年齢や性別を問わず、ますます注目が集まっています。

白米の炊飯モードで簡単に炊ける「若玄米」

「体にいいとわかっているけれど、手間がかかって面倒くさそう」「炊きあがるまでに時間がかかりそう」といった理由から玄米を食べることに抵抗を感じている人がいます。たしかに、一般的な玄米の多くは半日以上、浸水させておく必要がありますす。食べようと思い立ったときにすぐに食べられないとダイエットやお料理へのモチベーションが半減しますが、反対に準備してしまったのに急な予定変更があったときも徒労感が残るものです。

その点、若玄米ならその心配はありません。玄米と大きく異なるのは、1時間ほど浸水したら、通常の白米と同じ炊飯モードで炊くことができるというところです。「10分蒸らす」「お好みでオリーブオイルを加える」など、ちょっとした工夫でさらにもっちりとした食感になります。

白米の「炊飯モード」で若玄米を炊いてみましょう

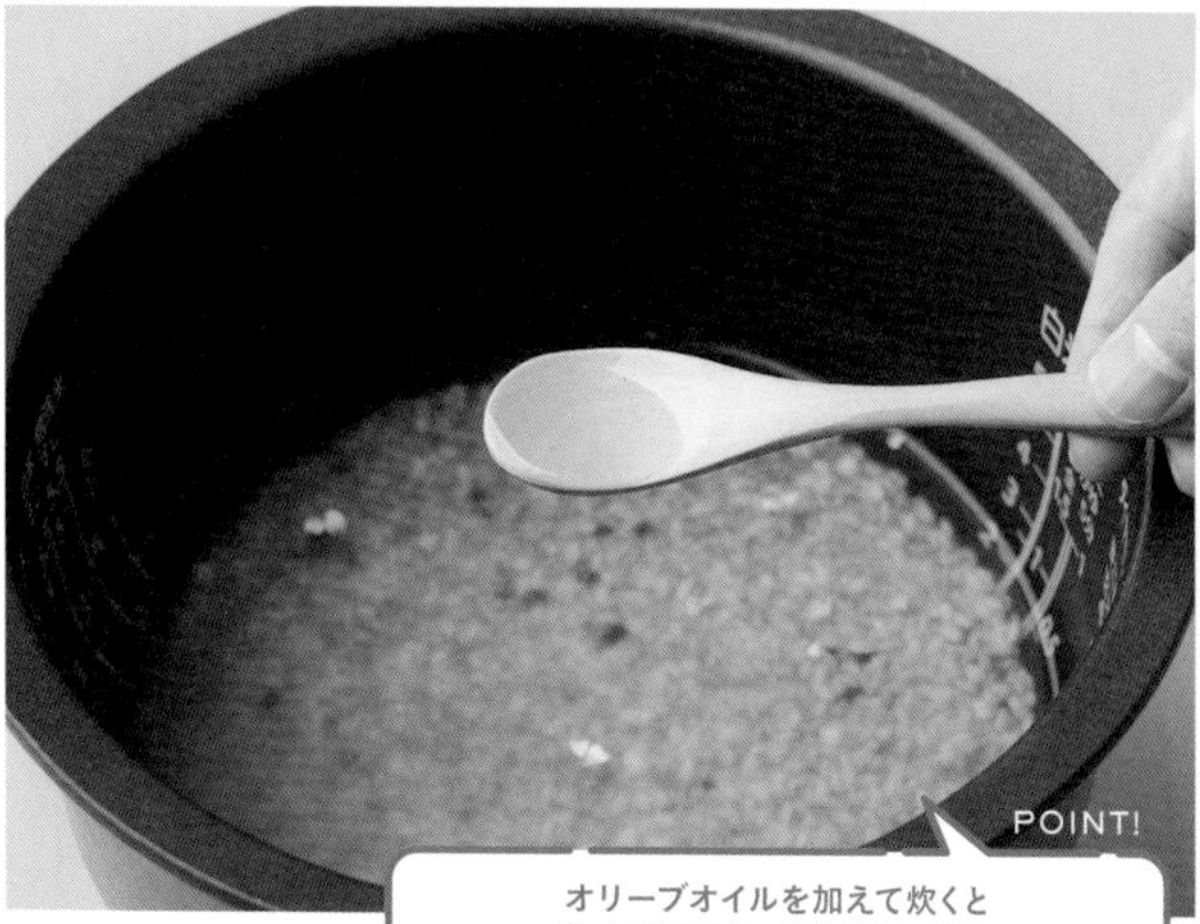

POINT!

オリーブオイルを加えて炊くと
仕上がりがふっくら&もっちり。
炊きあがったら、しゃもじで底から優しくほぐし、
約10分蒸らすとさらにおいしくなります。

STEP 1 洗う

若玄米をザルに入れ、水洗いしてもみ殻などを流します。

STEP 2 加える

お好みで、塩ひとつまみとオリーブオイル小さじ1を加えます。

STEP 3 炊く

白米の「炊飯モード」で炊いてできあがり。

「1日2合」でお腹いっぱいになるまでご飯を食べる

キレイになる食べ方は、我慢や制限はしないとお話ししました。キレイになる食事は、食べる量を減らすのではなく、食べたものを燃やす力を上げていくことが最優先。燃やす力を上げるためには、体内でエネルギーとして使われやすいご飯をしっかりと食べることです。

そもそも、私たちは1日どのくらいのご飯を食べたらいいのでしょう。もちろん活動量や体の大きさといった個人差もありますが、女性が1日に必要な炭水化物をコンビニのおにぎりでざっくり換算してみましょう。

たとえば、日常生活の大部分が座っていて、活動量がそれほど多くないライフスタイルを送る人の場合だと「おにぎり4〜5個分」。移動や立ち仕事が多く、定期的な運動もするなど、活動量が多いアクティブな日々を送っている人だと「おにぎり5〜7個分」。もちろん炭水化物はご飯以外にも含まれるので、きっちり正確な量とはいいきれないものの、イメージとしてはそのくらいだととらえてください。ただ、より代謝を高めて、燃やす力を上げたいのなら、さらにご飯を食べる量を増やしたほうがいいでしょう。その目安が1日2合、お茶碗にして約5杯分になるのです。

今まで1日3食しっかりご飯を食べていなかった人ならなおさら、1日2合のご飯を食べることについて、「そんなに食べてもいいの?」と驚くはず。プログラムをはじめる人たちも、みなさんビックリされます。そして、必ずといっていいほど「ご飯をそんなに食べたら太るのでは?」と心配されます。

ですが、実際、太ることはまずありません。むしろ、燃やす力が高まる分だけ、やせやすい体になっていきます。

ポイントは、「おかずを減らしてご飯をたくさん食べる」ことです。106ページでもご紹介したように、「ご飯：おかず」の割合は「6：4」が理想的。繰り返しになりますが、おかずにはたんぱく質だけではなく、想像以上に多くの脂質が含まれています。太りにくい体づくりのためには脂質をできるだけ抑えることも大切です。

だとすると、「おかずは減らさずにご飯を少ししか食べない」は脂質の割合が増えるだけですし、「おかずは減らさずにご飯を少し増やす」でもまだ不十分。ご飯をたくさん食べてはじめて食事全体の脂質の割合を少なくすることができるので、「おかずを減らしてご飯をたくさん食べる」が正解なのです。それが1日2合、お茶碗にして約5杯分のご飯をしっかり食べましょう、とお伝えしている根拠です。

ご飯はたくさん食べても太りません

それでもまだ「そんなにご飯を食べて、大丈夫?」と半信半疑に感じている人に向けて、ご飯がいかにダイエットに向いている食べものかをお伝えしますね。

お米には、おもなものだけでも、じつにたくさんのダイエットに適した栄養成分が含まれています。

- **糖質**……体や脳を動かすガソリンとして利用され、代謝に関わります。
- **たんぱく質**……血液や筋肉、骨やホルモンなどをつくるときに欠かせません。
- **食物繊維**……腸内の善玉菌のエサとなり、腸内環境を整える役割も果たします。

「和のスーパーフード」のご飯を、1日2合しっかり食べましょう

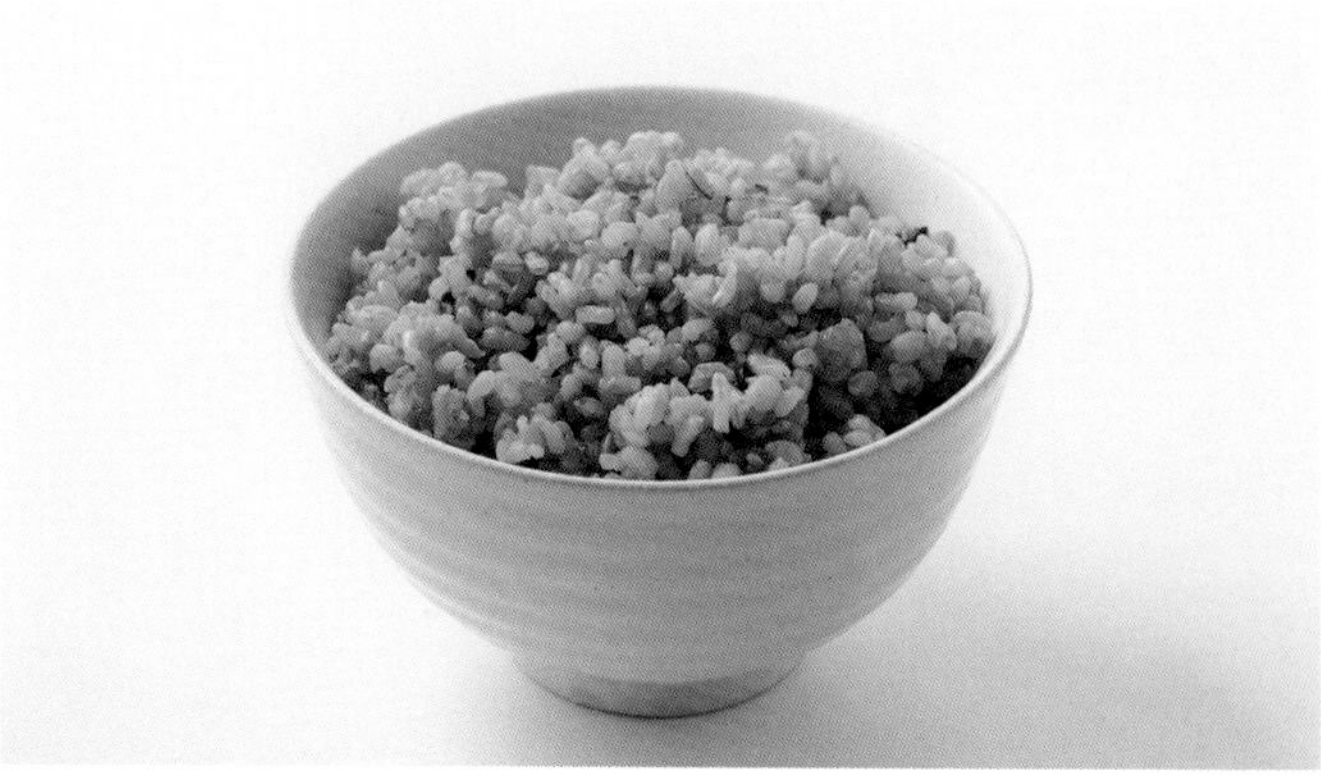

若玄米に雑穀を混ぜて炊くと、さらに最強のスーパーフードになります。1日お茶碗約5杯分を目安に食べて、「燃やす力」をアップさせましょう。

◆**ビタミンB群**……糖質や脂肪が燃えるのを助け、細胞の新陳代謝を促す働きもします。

このように、たくさん食べても太らないどころか、ダイエットに適したさまざまな栄養素を含んでいる「和のスーパーフード」ともいえるのがご飯の実力です。

のちほど説明しますが、ご飯に雑穀をプラスすることでさらに栄養価はアップします。

1日3食、1日2合のご飯を今日からお腹いっぱい食べて、キレイになりましょう。

「しっかり食べてキレイになる」食事法は、こんな人に向いている

私が食事に改めてきちんと向き合ったのは約10年前、スポーツ栄養の勉強をはじめたことがきっかけでした。毎日、口にするものが心と体、パフォーマンスにもこれほど影響を与えるものだと知って、頭をかち割られるくらいの衝撃を受けました。

今だからこそ打ち明けますが、当時の私はあまりご飯を食べない食生活をしていました。パンや麺類が大好きで、好きな食べものを優先して食べていると自然とお米を食べる機会が少なくなります。しかも、じつは夫の実家はお米をつくっている農家。おいしいお米をいただくことがあっても、あまり積極的に食べない私に対し、義母からは「どうしてもっとご飯を食べないの?」と聞かれたものでした。

その後、勉強してご飯の持つ力を知り、ご飯とお味噌汁を中心とした食事にしたところ、まず驚いたのが体調が激変したことでした。それまで長い間便秘に悩まさ

れ、なかばあきらめていたことが、ご飯とお味噌汁の食事にシフトして3日目で改善したのです。以降、お腹まわりもすっきりし、そのほかのプチ不調も気にならなくなったことで気持ちもぐんぐん上向きになっていきました。「お腹いっぱいご飯を食べるといいことがたくさん起こる！」と実感できるのは、食べることが楽しみで大好きな私にとっては本当にうれしい気づきでした。

そんな私が自分で経験をしてきたことだからこそ、「食べてキレイになる」食事は次のような人にもぜひためしていただきたいと思っています。

- □楽しく、楽に、思い通りのボディメイクをしたい人
- □ファスティングで挫折した人や、リバウンドしたことがある人
- □便秘を改善することをあきらめかけている人
- □ハードな運動をせずにお腹まわりをすっきりさせたい人
- □ぐっすり眠れてすっきり起きられる元気な体を取り戻したい人

これらのことにあてはまることがひとつでもある人は、ご飯とお味噌汁をしっかり食べる食事で結果が出るはず。ぜひ「お腹いっぱいご飯を食べるといいことがたくさん起こる！」を実感してください。

基本はご飯と野菜たっぷりのお味噌汁にたんぱく質がとれるおかず

若玄米を使ったリセットプログラムでは、1日3食、合計2合のご飯とお味噌汁を中心とした食事を10日間とり、胃腸の機能を高め、消化吸収力や代謝をアップさせていきます。ご飯とお味噌汁というシンプルな食事にすることで、体にたまった老廃物や毒素などを体外に排出するデトックス効果を狙った食事法でもあります。

一般的なダイエットと比べると、食べる量やカロリーの高さを気にせず、お腹いっぱいになるまで食べられるので食事のときの満足度はかなり高めでしょう。お茶碗1杯約150gのご飯を1日5杯も食べられるということは、1回の食事でお茶碗1~2杯は食べていいことになります。

ご飯をしっかり食べると太るどころか、ご飯の食物繊維をたっぷりとって便通がよくなり、便秘が改善できてお腹まわりがすっきりするケースもあります。

ここでは、若玄米を活用したキレイになれる普段の食事について、「こんなふうに食べることがおすすめです」というポイントをまじえてご紹介していきます。

POINT❶　ご飯は1日2合、お茶碗約5杯を目安に食べる

朝、昼、晩で合計2合を、毎食よく噛んで食べましょう。お昼や小腹が空いたときように、おにぎりをつくっておくのもおすすめです。若玄米や若玄米＋白米に雑穀を混ぜて炊くと、ぐっとキレイに近づきます。

POINT❷　ひと口目は100回、ふた口目は30回噛んで食べる

ご飯を食べるとき、最初のひと口目は100回噛むことを心がけましょう。しっかり噛むことで胃腸のエクササイズをし、血糖値が急上昇するのを防ぐ意味もあります。飲み込むタイミングは「口のなかのご飯が甘く感じられるまでよく噛んだら」です。

POINT❸　具だくさんのお味噌汁もおかずと考える

お味噌汁は「主役級のおかず」と考えます。旬の野菜をたっぷり入れれば、ときにはサラダで食べるよりもたくさんの量の野菜を食べることが可能です。

POINT❹　たんぱく質を含むおかずを食べる

たんぱく質を含むおかずを「片手1杯分」プラスします。たとえば、切り身の焼き魚や豚のしょうが焼きなど、メニューはなんでもＯＫ。肉や魚、卵や大豆製品などのたんぱく質をおかずに、ご飯をしっかり食べるようにします。

初心者は「若玄米＋白米」のブレンドご飯からスタート

ちなみに、お米の組み合わせは、「若玄米＋白米」でもいいですし、「若玄米＋白米＋雑穀」もおすすめです。若玄米に慣れていない人は「若玄米＋白米」からスタートする人も多いです。

ご飯とお味噌汁を中心とした食事は、つくるときの負担も少なくて済むので、準備や後片付けがとても楽なのもいいところ。早速、今晩からお腹いっぱいになるまで食べましょう。

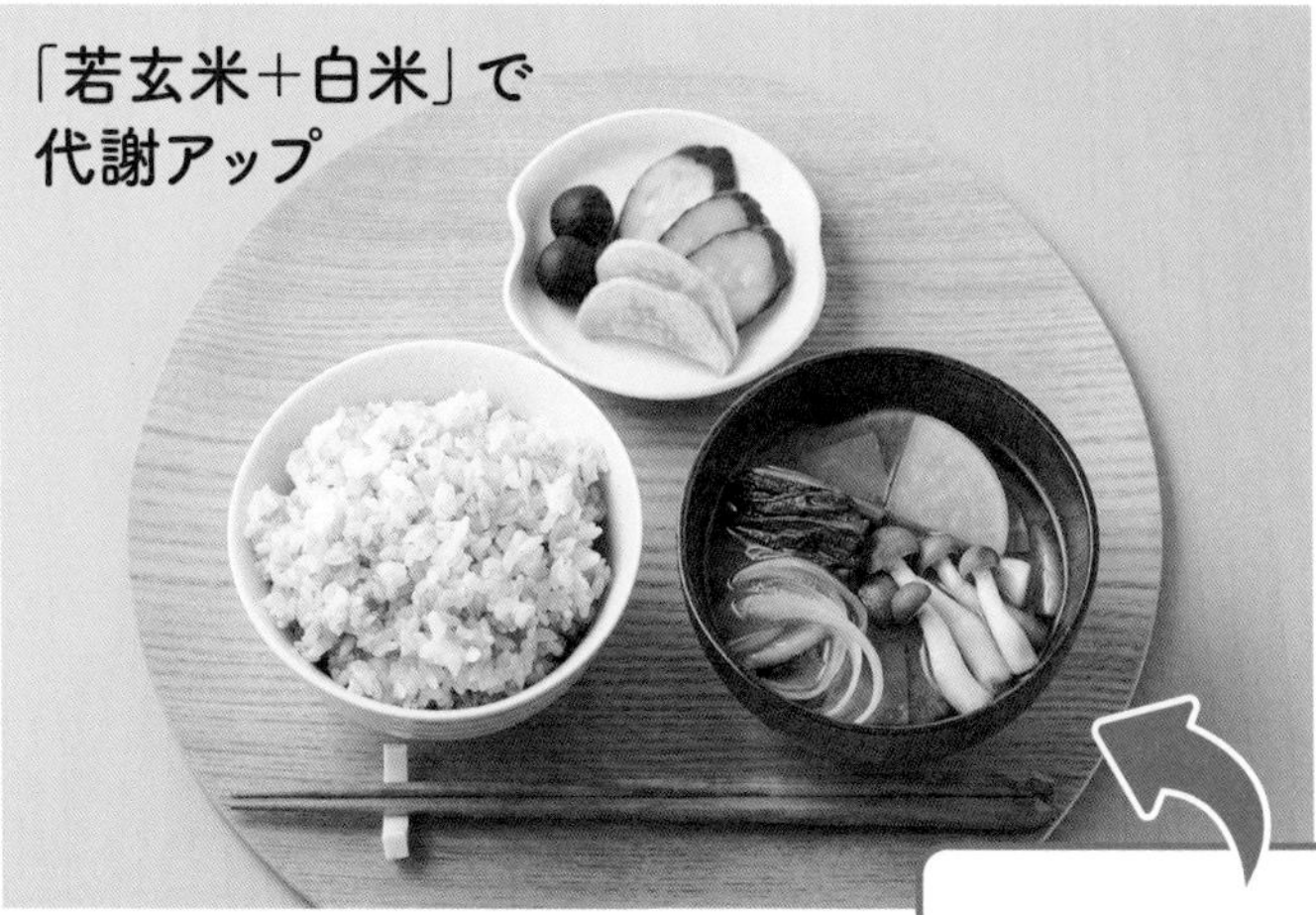
「若玄米＋白米」で
代謝アップ

1日3回、ご飯をよく噛んでしっかり食べることがキレイになる食事の基本。若玄米＋白米に雑穀をプラスするとより代謝がアップします。

ここにさらに
たんぱく質を含む
おかずを
「片手1杯分」プラス！

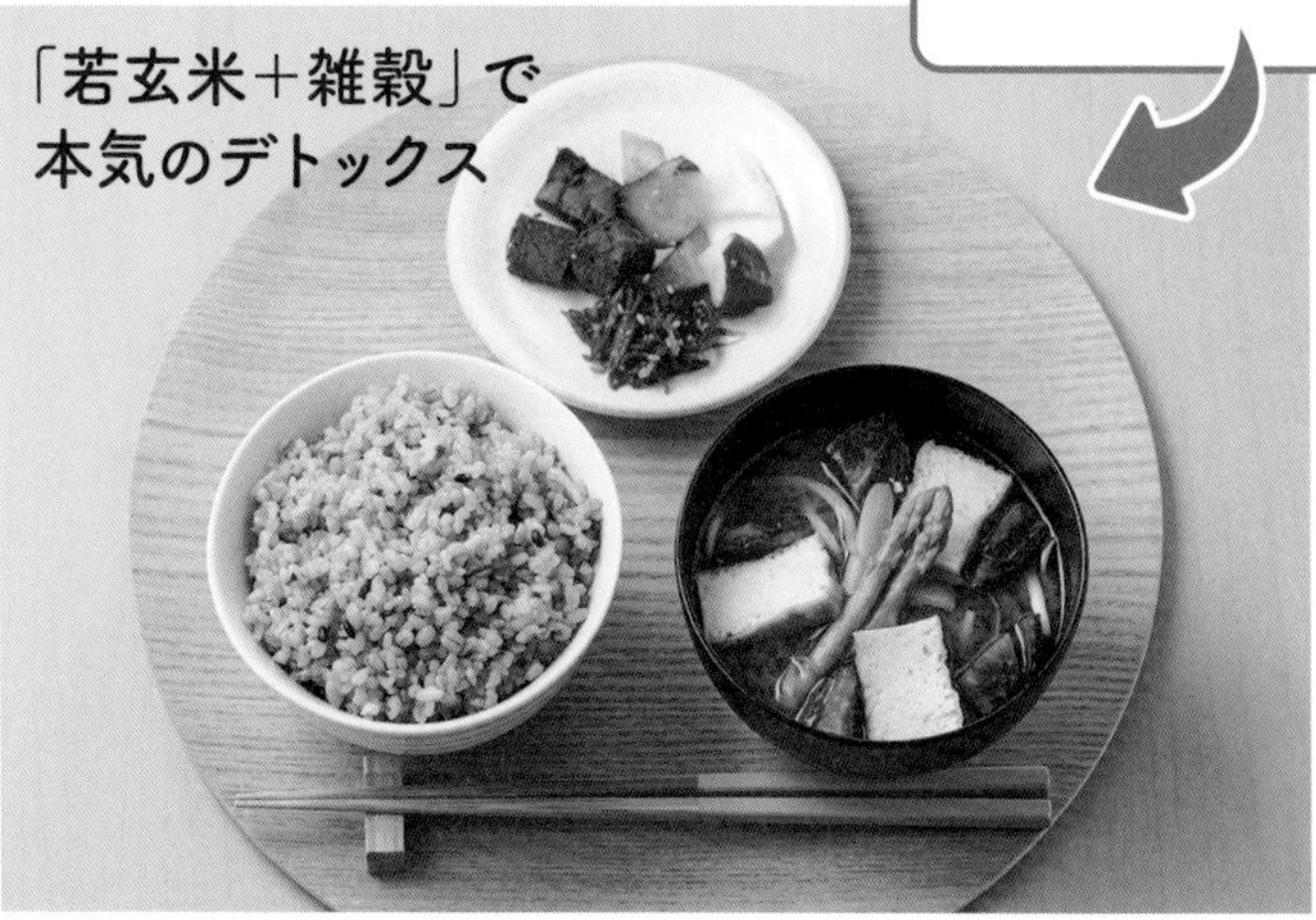
「若玄米＋雑穀」で
本気のデトックス

デトックス効果を加速させたいなら若玄米＋雑穀もアリ。さらによく噛んで食べれば、理想的な「キレイをつくる食事」です。

おいしいから続けられる！
普段使いできる！

「野菜たっぷり具だくさんお味噌汁」10日間レシピ

ご飯を飽きずに食べるための心強い相棒役となるのがお味噌汁。
おかずとしても大活躍のお味噌汁の具材は、
基本的に何を入れてもOKという自由さも魅力です。
この本のために試行錯誤を重ねた末、自信を持っておすすめする
おいしいお味噌汁の10日間分のレシピをご紹介します。
「お味噌汁って、こんなにおいしかったのね！」を実感してもらえたら、
私もとてもうれしいです。さあ早速、つくってみましょう！

お味噌汁をつくるタイミングについて

基本的には1日1回でOK。前日の夜でも当日の朝でも、時間に余裕のあるタイミングで1日分のお味噌汁をつくっておくと時間と手間がかかりません。つくったお味噌汁は、とくに夏場は冷蔵庫に入れておくと安心です。

「だし汁」について

「だしをとる」と聞くと一気にハードルが上がりそうですが、「だし汁にこだわる必要はありません」ということ。だしをとるプロセスよりも「おいしいな」と感じるほうがずっと大事。そして、おいしいと感じるからこそ、毎日続けられると思うのです。「煮干しのお腹をとって前の晩から浸けておく」「昆布とかつお節で煮出す」「だしパックを使う」「顆粒だしを活用する」「だし入りの味噌で済ませる」などライフスタイルやその日のスケジュールに合わせ、フレキシブルに使い分けてください。

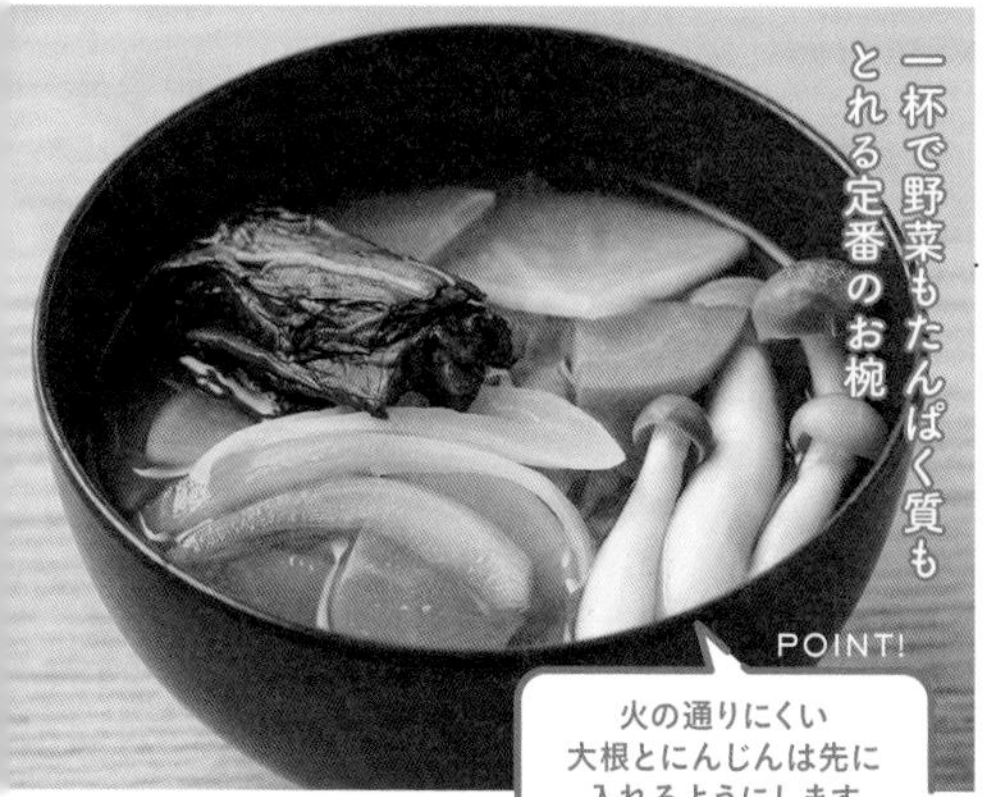
一杯で野菜もたんぱく質もとれる定番のお椀
POINT!
火の通りにくい
大根とにんじんは先に
入れるようにします

・DAY 1・

基本のおいしい野菜味噌汁

材料（2人分）

だし汁	400mℓ
たまねぎ	1/2個
大根	100g
にんじん	1/3本
小松菜	2株
しめじ	1/3袋
味噌	大さじ1

つくり方

❶ たまねぎは繊維に沿って薄く切る。大根、にんじんは皮をむきイチョウ切りにする。
❷ 小松菜は3cmのざく切りにする。しめじは食べやすい大きさに分けておく。
❸ だし汁に大根、にんじんを入れ火が通るまで約2分加熱する。
❹ 小松菜、しめじ、最後にたまねぎを加えひと煮立ちしたら火を止め、味噌を溶き入れる。

・DAY 2・

たっぷりおろしのなめこの味噌汁

材料（2人分）

だし汁	400mℓ
大根	200g
なめこ	1袋
乾燥わかめ	大さじ1
大葉	2枚
味噌	大さじ1

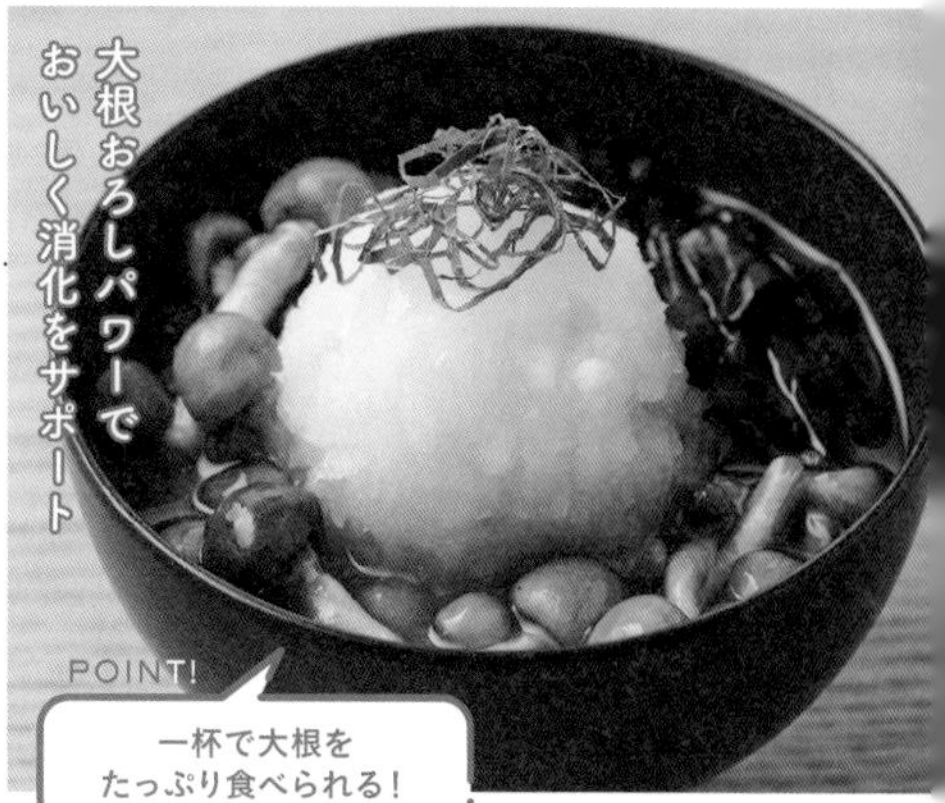
大根おろしパワーでおいしく消化をサポート
POINT!
一杯で大根を
たっぷり食べられる！

つくり方

❶ 大根は皮をむいてすりおろし、水気を軽く切っておく。
❷ 大葉は細切りにする。
❸ だし汁にわかめと軽く水洗いしたなめこを入れ、ひと煮立ちしたら火を止め、味噌を溶き入れる。
❹ お椀に盛り付けた後、❶の大根おろしと大葉を添える。

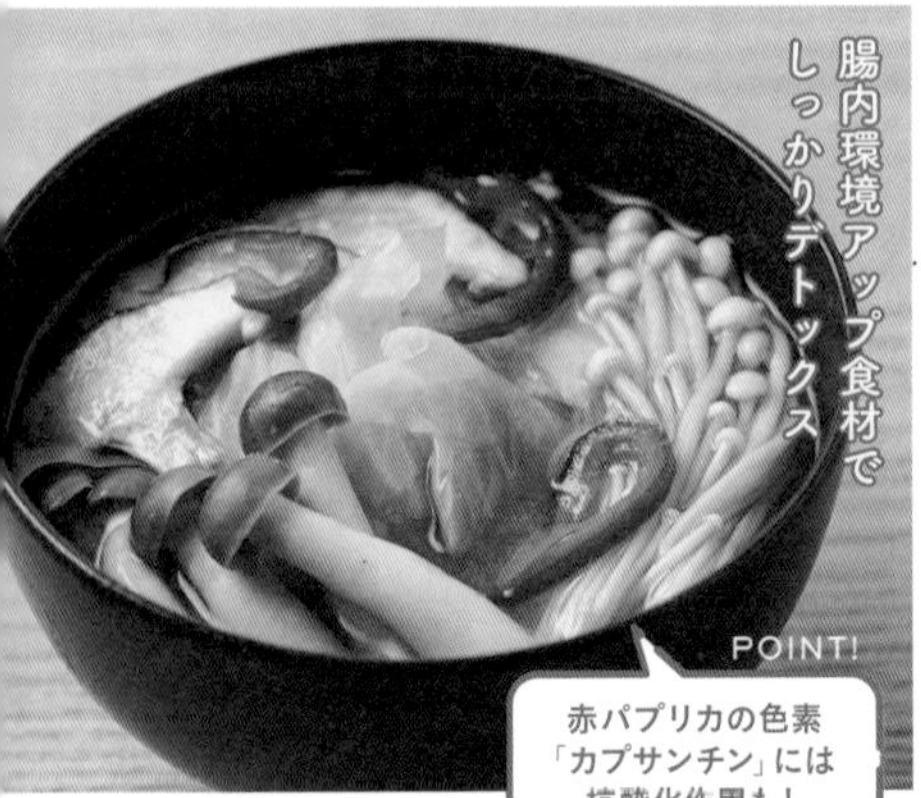
腸内環境アップ食材でしっかりデトックス
POINT!
赤パプリカの色素「カプサンチン」には抗酸化作用も！

・DAY 3・

キャベツと3種のきのこの味噌汁

材料(2人分)

だし汁	400mℓ
キャベツ	2枚
しいたけ	2個
えのき	1/4袋
しめじ	1/2袋
赤パプリカ	お好みで
味噌	大さじ1

つくり方

❶ キャベツは食べやすい大きさに切る。
❷ しいたけは石づきを切り落とし薄切り、えのき、しめじは石づきを切り落とし、バラしておく。
❸ 赤パプリカは半分に切り、薄く切る。
❹ だし汁に❶、❷を入れて加熱し、キャベツに火が通ったら❸を入れて火を止め、味噌を溶き入れる。

・DAY 4・

焼き野菜の彩り味噌汁

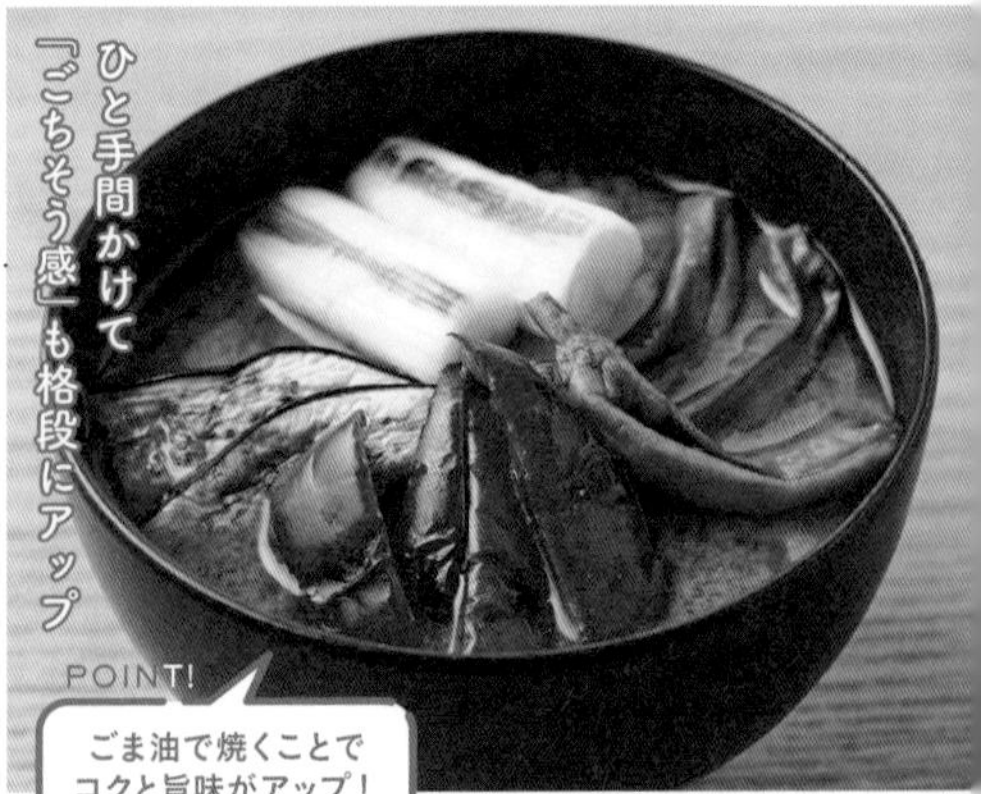
ひと手間かけて「ごちそう感」も格段にアップ
POINT!
ごま油で焼くことでコクと旨味がアップ！

材料(2人分)

だし汁	400mℓ
なす	1本
ししとう	6本
赤パプリカ	1個
ねぎ	1本
味噌	大さじ1
ごま油	少々

つくり方

❶ なすはヘタをとり拍子木切り、ねぎは3〜4cmのぶつ切りにする。赤パプリカは半分に切り、さらに縦4等分に切る。
❷ ししとうは包丁の先で2、3カ所穴を開けておく。
❸ フライパンにごま油を熱し、❶と❷をこげ目がつく程度に焼く。
❹ だし汁を温め❸の野菜を入れ、ひと煮立ちしたら火を止めて味噌を溶き入れる。

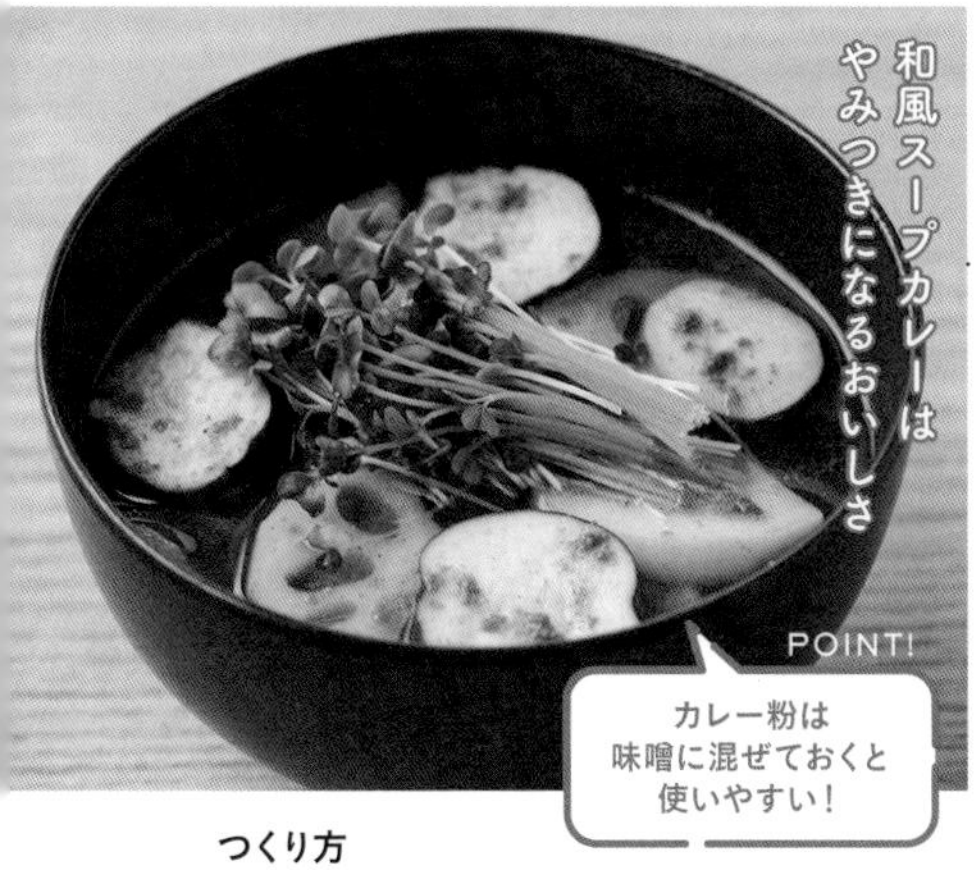
和風スープカレーはやみつきになるおいしさ
POINT!
カレー粉は味噌に混ぜておくと使いやすい！

・DAY 5・

スパイス薫るカレー風味味噌汁

材料(2人分)

だし汁	400mℓ
れんこん	4cm(100g)
じゃがいも	1個(150g)
なす	1本
たまねぎ	1/2個
ブロッコリースプラウト	少々
味噌	大さじ1
カレー粉	小さじ1

つくり方

❶ れんこんとじゃがいもは皮をむき、5mmのイチョウ切りにする。
❷ なすは輪切り、たまねぎは大きめの一口大に切る。
❸ 味噌にカレー粉をあらかじめ混ぜておく。
❹ だし汁に❶を入れ沸騰したら、なすとたまねぎを入れて火を通す。
❺ 火を止め、❸を溶き入れお椀に盛り付けた後、お好みでブロッコリースプラウトとカレー粉(分量外)を添える。

・DAY 6・

細切り野菜とキムチの味噌汁

材料(2人分)

だし汁	400mℓ
じゃがいも	1個(150g)
にら	1/2束
にんじん	1/2本(80g)
こんにゃく	50g
キムチ	大さじ2
味噌	大さじ1

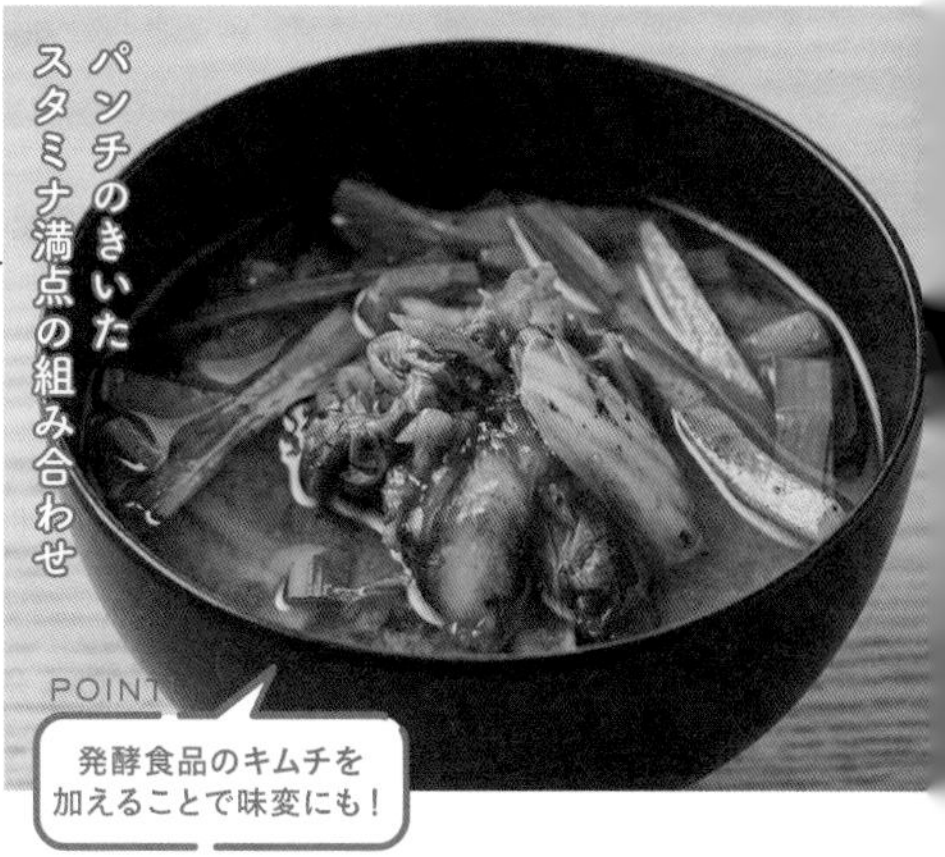
パンチのきいたスタミナ満点の組み合わせ
POINT!
発酵食品のキムチを加えることで味変にも！

つくり方

❶ じゃがいもは皮をむいて細切りにする。
❷ 茹でてアクを抜いたこんにゃくとにんじんを❶のじゃがいもと同じ太さに切る。
❸ にらは4cmのざく切り。
❹ だし汁に❶～❸を入れ火が通るまで約2分加熱する。
❺ 火を止め、味噌を溶き入れ、お椀に盛り付けた後、キムチを添える。

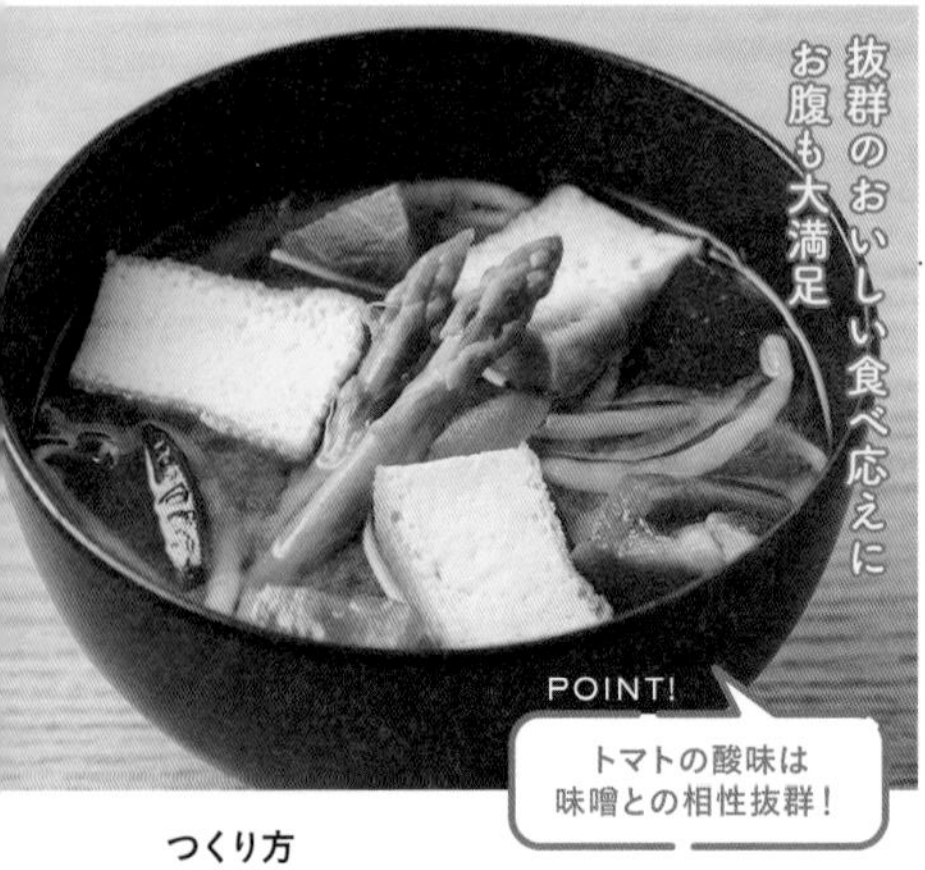
抜群のおいしい食べ応えに
お腹も大満足
POINT!
トマトの酸味は
味噌との相性抜群！

・DAY 7・

元気野菜と厚揚げの味噌汁

材料(2人分)

だし汁	400mℓ
アスパラガス	4本
もやし	1/2袋
トマト	1個
厚揚げ	1/2枚(80g)
味噌	大さじ1

つくり方

❶ アスパラガスは根元の硬い部分を切り落とし、斜めに切る。トマトはざく切り。
❷ 厚揚げをザルに入れ、熱湯をかけて油抜きし、食べやすい大きさに切る。もやしは洗って水を切っておく。
❸ だし汁に❶、❷をすべて入れ、ひと煮立ちさせたら味噌を溶き入れる。

・DAY 8・

コロコロ野菜の豆乳味噌汁

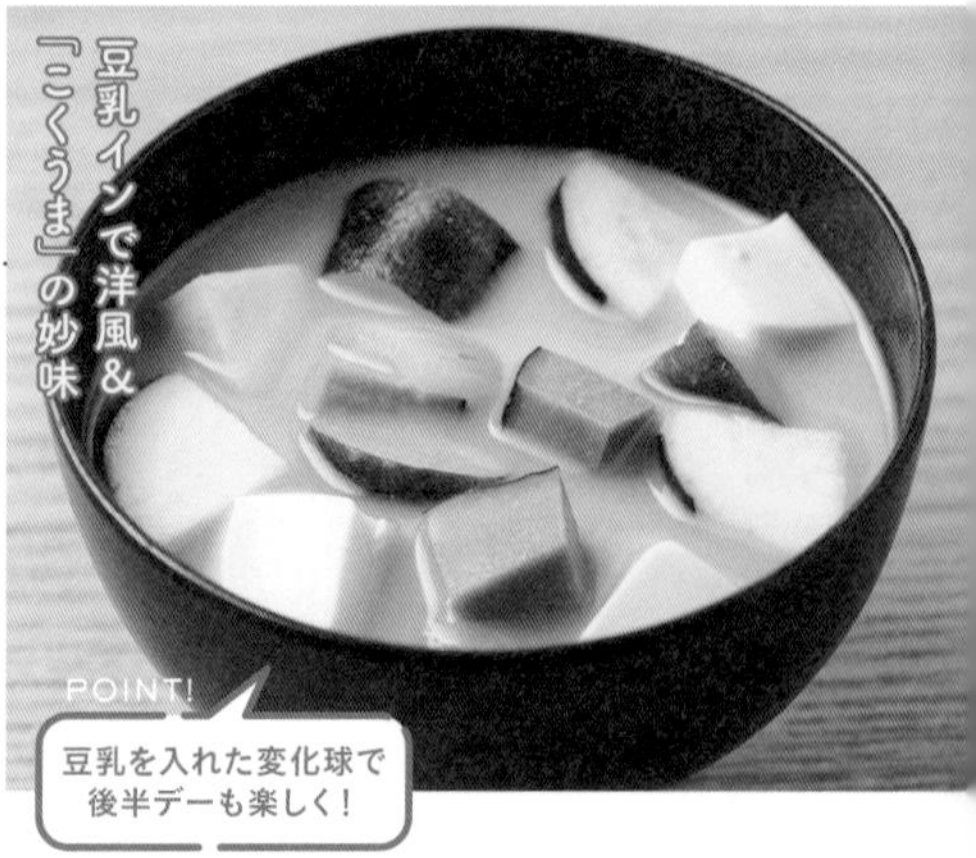
豆乳インで洋風&
「こくうま」の妙味
POINT!
豆乳を入れた変化球で
後半デーも楽しく！

材料(2人分)

だし汁	200mℓ
かぼちゃ	50g
さつまいも	50g
たまねぎ	1/2個
ズッキーニ	50g
絹ごし豆腐	1/4丁
無調整豆乳	200mℓ
味噌	大さじ1

つくり方

❶ かぼちゃ、さつまいも、ズッキーニと豆腐は1.5cm角に切る。
❷ たまねぎは一口大に切る。
❸ だし汁にかぼちゃ、さつまいも、たまねぎを入れ火が通るまで加熱後、ズッキーニと豆腐を入れる。
❹ ひと煮立ちさせたら、弱火にして味噌を溶き入れ、豆乳を加え火を止める。

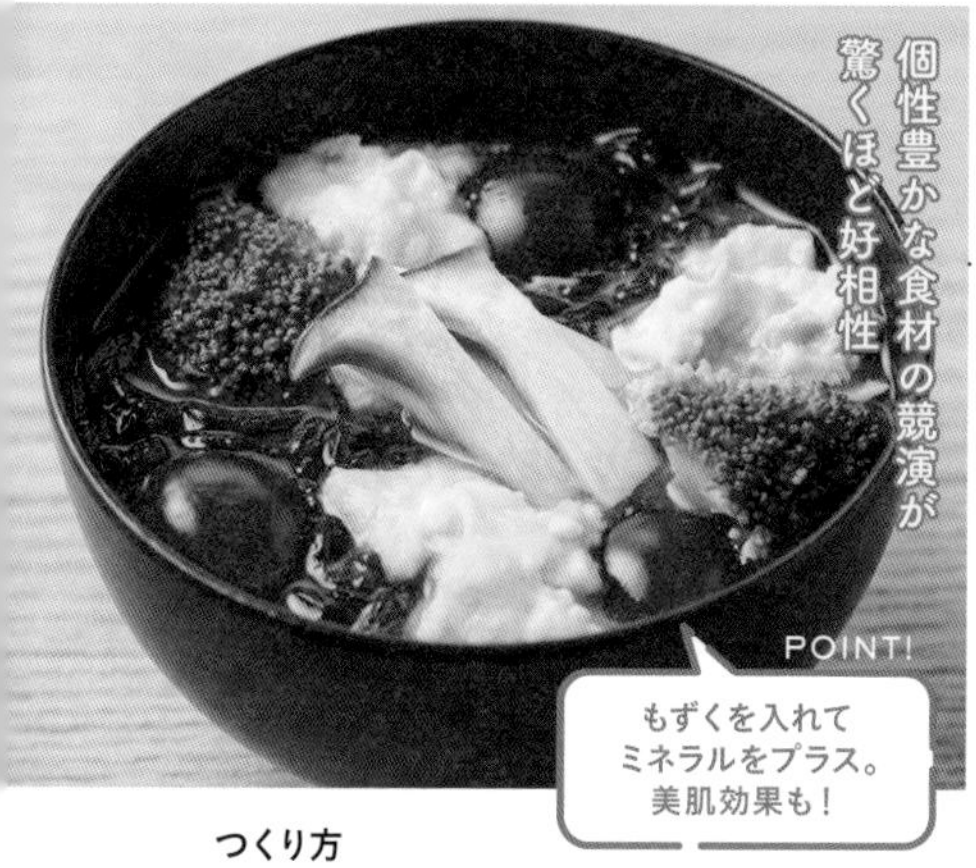
個性豊かな食材の競演が
驚くほど好相性
POINT!
もずくを入れて
ミネラルをプラス。
美肌効果も！

・DAY 9・

ふんわり卵のブロッコリー味噌汁

材料(2人分)

- だし汁 …… 400mℓ
- ブロッコリー …… 1/4株(約100g)
- ミニトマト …… 6個
- エリンギ …… 1本
- もずく(味なし) …… 100g
- 溶き卵 …… 1個分
- 味噌 …… 大さじ1

つくり方

❶ ブロッコリーは房に分ける。
❷ エリンギは長さを半分に切り、さらに縦2～4つに切る。
❸ だし汁を鍋に入れ、沸いたらブロッコリーを入れて中火で2分ほど火を通す。
❹ エリンギ、もずく、トマトを入れひと煮立ちさせ、溶き卵を加える。
❺ 卵が固まったら火を止め、味噌を溶き入れる。

・DAY 10・

野菜を食べるおいしい豚汁

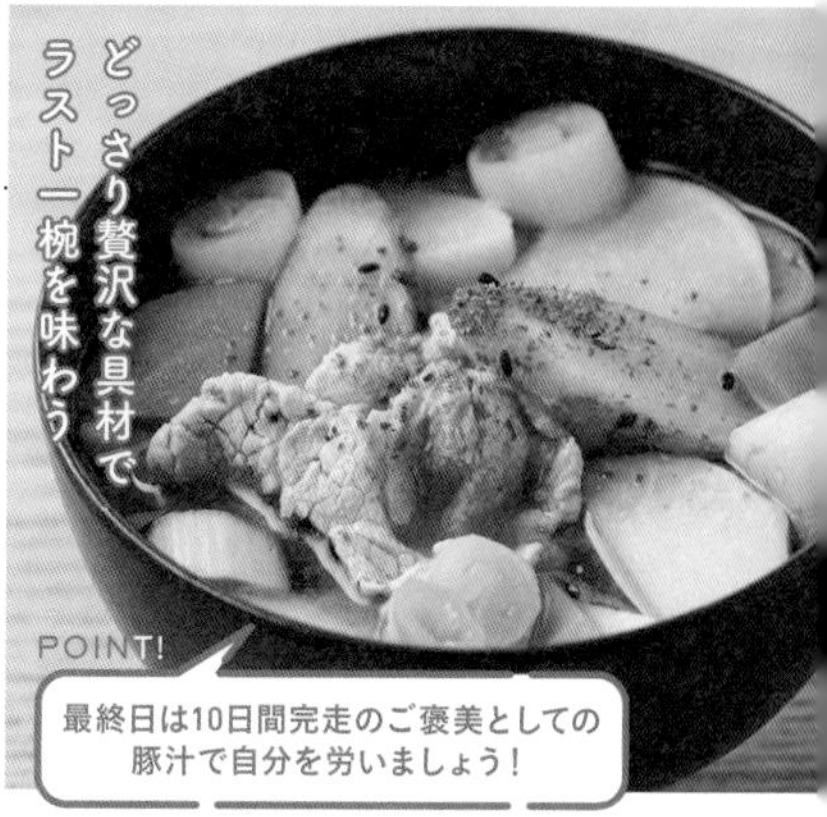
どっさり贅沢な具材で
ラスト一椀を味わう
POINT!
最終日は10日間完走のご褒美としての
豚汁で自分を労いましょう！

材料(2人分)

- 水 …… 400mℓ
- 豚もも薄切り肉 50g
- 大根 …… 5cm
- にんじん …… 1/3本
- ごぼう …… 1/4本
- 里芋 …… 3個(100g)
- ねぎ …… 1/4本
- 味噌 …… 大さじ1.5
- ごま油 …… 少々
- 生姜 …… 1かけ
- 七味とうがらし …… 適宜

つくり方

❶ 豚肉は2～3cmに切る。
❷ 大根、にんじんは5mmのイチョウ切り、里芋は皮をむいて半月切り、ねぎは小口切り、生姜は細切りにする。
❸ ごぼうはたわしでよく洗って5mm厚さの斜め切りにし、サッと水につけてアクを抜く。
❹ 熱した鍋にごま油と生姜を入れ、ほかの❶～❸も加えて、強火で炒める。
❺ 水を入れ煮立ったらアクを除き、中火にして味噌の半量を加え、15分煮る。
❻ 野菜がやわらかくなったら、残りの味噌を煮汁少々で溶いて加え、ひと煮立ちさせる。器に盛り、七味とうがらしを振る。

玄米が苦手な人は「白米＋雑穀」からスタート

「ご飯をしっかり食べましょう」とお伝えするときの「ご飯」とは、お米のことです。お米の持つすごい力についてはこれまでお話ししてきましたが、キレイを加速させる立役者の存在を忘れてはいけません。それが、雑穀です。

きびやおおむぎ、あわや黒米といった白米以外の穀物の総称の雑穀は「天然のサプリメント」といわれ、ビタミンB群やミネラル、食物繊維など代謝を上げる栄養素を豊富に含んでいる食べもの。「食べるダイエット」で、より代謝を上げたいなら、いつもの白米に雑穀をプラスして食べることをおすすめしています。

もしもご飯や雑穀をそこまでしっかり食べたことがない人なら、1日2合のご飯を食べる食事をスタートして初日は白米のみ、2日目からは白米＋雑穀にしましょう。筋トレにも準備が欠かせないように、胃腸にも準備運動が必要です。雑穀は強力

ダイエットにも美容にもたくさんメリットがある雑穀を白米にプラスする

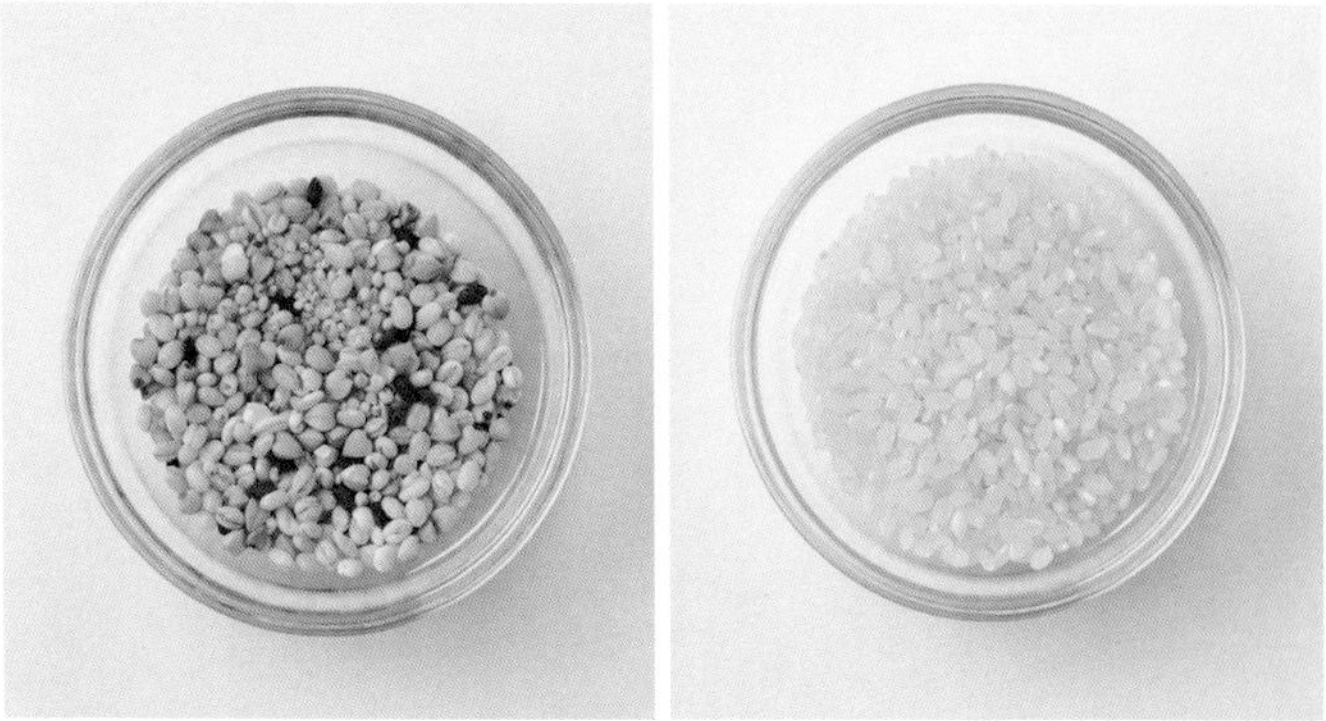

雑穀は抗酸化力も高いため、体がサビるのを防ぎ、細胞のエイジングにブレーキをかける働きもあるといわれています。いつもの白米に雑穀を混ぜて食べましょう。

な食物繊維の働きで体内のデトックスも進めます。

食べ方も簡単。お米1合に対して大さじ2〜3杯の雑穀を白米にプラスし、お水も雑穀と同量分足して炊くだけです。

雑穀の選び方のポイントは「鮮度」です。輸入ものの場合、輸送に時間がかかるため酸化や粒の欠け、味の劣化が進んでいるケースも少なくありません。国産のフレッシュな状態のものが真空パックになって販売されていることを選ぶ基準にしましょう。「おいしい」と感じられる雑穀と出会うと、やみつきになりますよ。

キレイな人が絶対にやらない3つの食べ方

リセットプログラム中、キレイな人たちがやらない食べ方があります。それが次の3つのことです。

POINT 1 おかずはご飯に乗せて食べない

「牛丼と牛皿＋ご飯」のところでもお話ししましたが、おかずをご飯の上に乗せて食べることはおすすめしていません。これも繰り返しになりますが、ご飯の上におかずを乗せて食べると、必然的にかき込んで食べるスタイルになるはず。するとご飯とおかずを別盛りにして交互に食べるときよりも、噛む回数が減るだけでなく、「速食い」になってしまうからです。

「ひと口目は100回、ふた口目は30回」を目安に、しっかり噛んですっきりキレイになりましょう。

POINT❷ お水を飲みながらご飯を食べない

「食事をするときは一緒にお水を飲まないとご飯がうまく飲み込めない」という人がいますが、唾液を使って食べものを飲み込むことに慣れていないからでしょう。食事のときは自分の唾液を十分に出して、その唾液の力で消化吸収をうながすようにするのが本来の食べ方です。お水を飲まなくてもご飯を食べられるように、口に入れたものをとにかくよく噛んで唾液を出すようにしましょう。

POINT❸ 無理して食べない

それまでほとんどご飯を食べていなかった人が、いきなり1日2合のご飯を毎日食べるのは相当大変なことだと想像できます。とくにプログラムをスタートしたばかりの時期には、無理してご飯を詰め込むようなことは控えてもらっています。これは、普段からまったく筋トレをしていない人が、重いバーベルを持たされるのと同じことで、胃腸が動いていない状態でたくさん食べても消化不良を起こし、かえって逆効果だからです。

これらの3つのことに気をつけただけでダイエットの結果は変わります。ぜひ意識してみてください。

「楽しむ日」と「整える日」の食事を分ける

ときには、コントロールできない予定が入る場合もあります。たとえば、「外食のお誘いがあったときは、どうすればいいの？」というのもそのひとつでしょう。そんな場面での私からのアドバイスは「食事を『楽しむ日』と『整える日』に分けて考えましょう」というものです。

せっかくキレイになるための食事を続けているというのに、何も対策をせずに罪悪感を抱えながら外食に臨むのは心にも体にもいいこととは思えません。それなら、外食の日は「楽しむ日」、その前後は「整える日」というようにメリハリをつけて食事と向き合う。ただし、「楽しむ日」の食事でも、よく噛んで食べることは忘れずに――ということを意識すると、どのような毎日でも、ペースを乱すことなく「楽しくコツコツ」キレイになる食べ方ができるようになります。

「楽しむ日」で外食を満喫した後は「整える日」でキレイになる

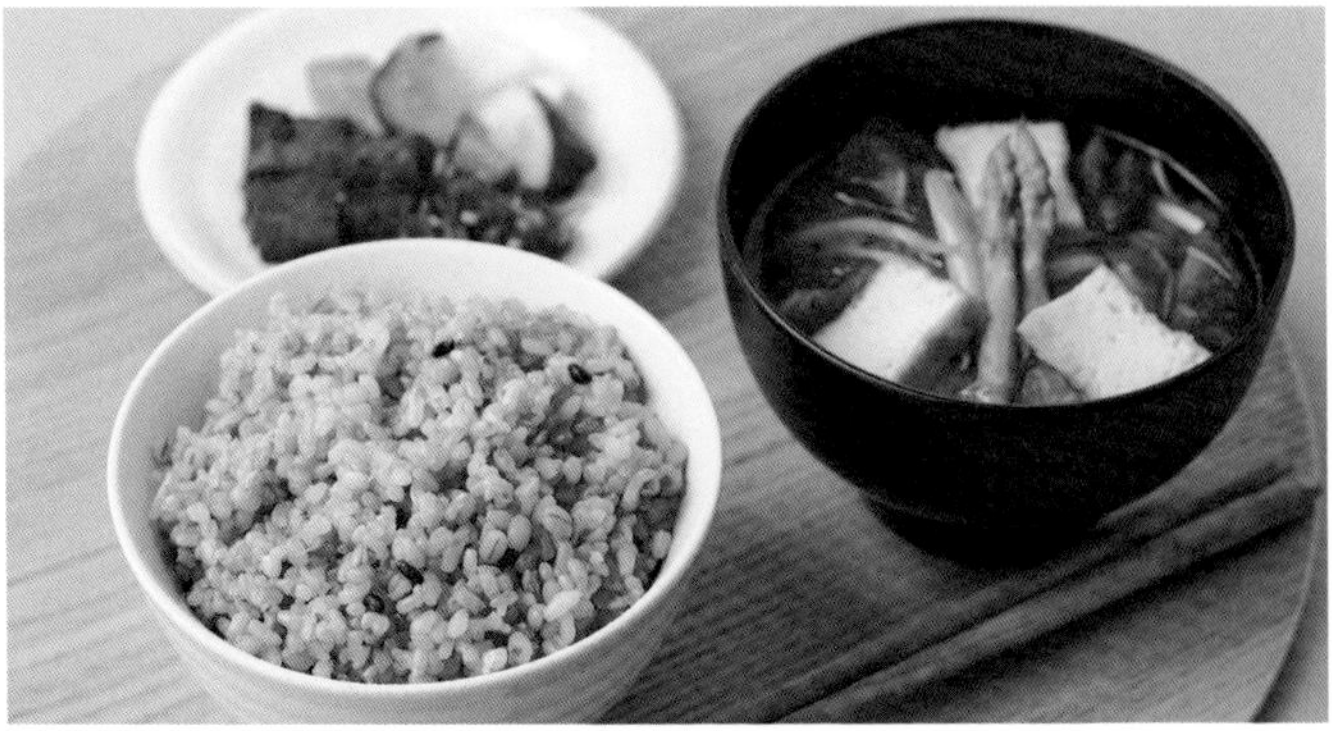

外食や旅行など、ときどき食べるごちそうは好きなものを食べてとことん楽しんで。そのほかの普段の生活では、ご飯とお味噌汁の食事を味わって。メリハリをきかせることがダイエットが長続きするコツです。

具体的には、外食や旅行などの「楽しむ日」の食事は、心を満たすべく好きなものを食べましょう。楽しむ日の食事が優先して整えるのは「体」より「心」です。「おいしかったな」「楽しかったな」と感じることが、心の栄養になります。

「楽しむ日」以外の日常は「整える日」ですから、基本となるご飯とお味噌汁の食事でキレイを積み上げていきます。

そうやってメリハリをつけることが、キレイになる食べ方を心がけながらも、豊かさや楽しさを失わずに毎日をすごせる秘訣です。

リモートワークの日にできるシンプル1DAYメニュー

自分の体のコンディションを自分自身でコントロールできるようになると、毎日をとても快適にすごせるようになります。

体は正直なので、ちょっと調子が悪ければ、どこかに必ずそれが表れます。そしてそれは毎日の食事と密接に関係しています。脂質の多い食事をしていると顔にニキビができたり、ご飯を食べる量が足りないと排便がスムーズにいかなかったり……。

そういう体からのサインを見逃すことなく、「だったら、今日はおかずを食べる量は控えよう」「今夜は飲み会があるけれど、帰宅してからご飯だけは食べよう」というようにそれぞれの対策のための手がかりにしていきます。そうやって、自分の小さな変化に気づけるようになると、プチ不調を感じたタイミングで立て直せるので、体のコンディションが大きく崩れる前に調整できるため「食事で整えれば大丈夫」と思えるようになり、メンタルも楽になります。

体を整える食事は休日より平日のほうがおすすめ

若玄米や雑穀のご飯とお味噌汁を中心とした食事を10日間続けるプログラムでは、「その日、いつ何を食べたか？」がわかるような10日分の食事メニューを提出してもらっています。

それを見ていると、とくに働いている女性の傾向として、休日に食事で整えようとするのは難しいのかな、という印象を受けます。「お休みの日くらい、朝はゆっくり寝よう」となれば朝食の時間は遅くなりますし、「お休みだからお友だちと出かけよう」という予定があれば、いつもよりおやつや食事の内容が変わって当然。実際の私たちのライフスタイルを考えても、休日1日2合のご飯を食べる食事をするのはリアルな話ではないことがよくわかります。

もちろん、休日は「楽しむ日」として食事を楽しむのは心の栄養としても大切なことなので、そこであえてストイックに節制する必要はありません。では、どのタイミングで整えていけばいいのかというと、1日2合のご飯を食べる食事は、平日のほうが楽に実践できるのかな、と私は思っています。

たとえば自宅でテレワークをしている人などは、食べてやせるダイエットをするには理想の環境です。仕事があるので朝も決まった時間に起きることになるでしょうし、1日3食、家で食事ができるはず。ご飯はもちろん、温かいお味噌汁も飲みやすいですよね。

ご飯を食べやすくするためのおかずも、家族につくったおかずの残ったものでも十分です。大事なのは、整える日は「ご飯：おかず」を「6：4」の割合にすることなので、おかずの内容にはこだわりすぎなくても大丈夫。お肉やお魚といった、たんぱく質を含むおかずを片手1杯分食べるようにします。自分のためだけにわざわざおかずをつくるより、あるものを食べたほうが手間をかけずに食事を楽しめると思いませんか？

左のページでは、私が自宅で仕事をする日に、コンディションを整えたいと思ったときの1日の流れをご紹介します。体をリセットしたいときの1日のすごし方として、もしよかったら参考にしてください。

自宅で体を整える「1DAYメニュー」

「今日は1日、体を整える日にしよう！」と思ったときに
実践していただきたい1DAYリセットメニューです。
じつはこれ、私が実際にやっている
リアルな1日のすごし方でもあります（笑）。

POINT!

- **7:00 起床** — 起きたらすぐに1分程度のマインドフルネス（瞑想）で心の安寧を！
- **洗顔＆歯磨き**
  前日につくっておいた白湯をコップ1杯飲みます
- **7:30 朝食** — 定番メニューは「3分づきの白米＋若玄米＋雑穀、お味噌汁、お漬物、納豆、卵」
- **入浴＆洗濯＆掃除** — 血糖値の急上昇を防ぐため「食べたらすぐ動く！」を徹底！
- **8:30 仕事スタート**
  休憩時間には気分転換に緑茶を飲むことも
- **12:00 昼食** — 「白米＋若玄米＋雑穀、お味噌汁、おかず」。おかずは前日や朝食の残りをいただきます
- **13:00 仕事再開**
  おやつを食べることも — 脂肪ゼロのヨーグルトにりんごパウダーやクルミ、レーズンを混ぜて甘みをプラス！
  夕食までに時間が空くときは小さいおにぎりを食べる — 「白米＋若玄米＋雑穀で具材なしの50g程度の小さいおにぎり」を食べて血糖値をキープ！
- **20:00 夕食** — 「白米＋若玄米＋雑穀、お味噌汁、好きなおかず」。おかずはお肉でもお魚でもOK。午後におにぎりを食べたときはご飯の量を調整

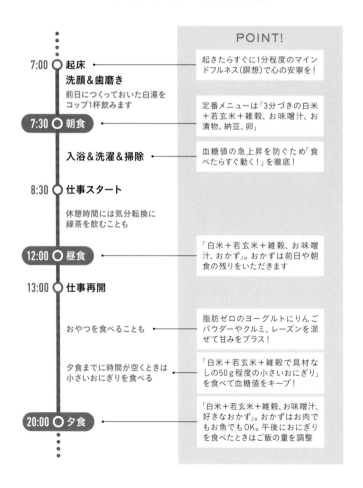

食のプロが
教えます！

明日のキレイをつくる
BEAUTY COLUMN

それぞれのお悩みに合わせ、
「食」の最新事情を
アドバイスします！

若玄米の買い方と保存法のこと

Q

若玄米を食べてみようと思うのですが、オンラインだとたくさん種類がありすぎて、どれを買っていいか迷ってしまいます。

A

この本を読んで、若玄米や雑穀を「食べてみたいな」と思っていただけたら、キレイになるためのお役に立てたようでとてもうれしいです。実際に、若玄米を購入する際、気をつけていただきたいのは、「ぜひ、本物の若玄米を入手してください」ということです。最近は人気に火がつきはじめたせいか、収穫時期などを問わず「若玄米」を名乗る玄米がいろいろ流通しているようです。おいしさと栄養価の高さを誇る若玄米を、信頼できるショップやルートで手にしてもらえることを願っています。購入した若玄米の保存方法は「気温や湿度の変化の少ない冷暗所にて保管」「開封後は密閉容器に入れて冷蔵庫で保存する」「開封後はなるべく早めに食べきる」という3つを意識してください。

私が食べている若玄米

「youeat」http://you-eat.net/store/
「マイ穀」http://maikoku.shop-pro.jp

BEAUTY POINT!

栄養豊富でおいしい若玄米を！

5章

これを「やめる」「やる」とキレイは加速する

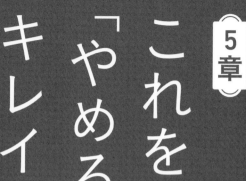

「食べると太る」の思い込みを捨てる

食事の指導をしていると、「食べると太る」と思い込んでいる人がいかに多いか、ということに驚かされます。「ケーキを食べると太るから我慢しなきゃ」「もうひと切れピザを食べたいけれど、太るからやめておこう」というように、食べると太るからとにかく食べる量を減らそうと考えるのはつらいこと。食べることに対して罪悪感を持っていると、食事が楽しくなくなってしまうでしょう。

「食べると太るから」と食べたいのに食べない我慢を重ねているのに、思ったとおりの結果が得られないとストレスはたまる一方。理想の体にならないのはしっかり食べていないからにもかかわらず、「こんなにがんばっているのに、どうしてやせないの？」というイライラが募ると、「だったらもういいや！」とダイエットをあきらめてしまうことになりかねません。

「食べると太る」は、単なる思い込み。「食べないから太る」だということに考え方をシフトしましょう。食べるものを選び、とにかくよく噛んで食べれば、誰でも必ずキレイになれるのです。

そうすれば、自然と体が整うことを知っているので、私はいわゆる「GI値」についてもあまり意識はしていません。GI値（グリセミックインデックス）とは、血糖値の上がり方を示した指標のことで、GI値の高い食べものほど、それを食べると血糖値が急上昇するといわれています。GI値の高い食べものは太りやすい、とされるのはそういう理由でしょう。

ただ、GI値だけで食事をコントロールしようとするのは、なかなか大変なことです。そもそも、食事と食事の間隔を空けすぎれば、どんなに気をつけて食べても血糖値は上がってしまうもの。GI値を気にしすぎるよりは、「食事と食事の間の時間を8時間以上空けない」「とにかくよく噛んで食べる」という「食べ方」のほうにフォーカスしたほうが楽だと思いませんか？

「食べると太る」の思い込みは捨てて、今日から「楽しくコツコツ」の食事で一緒にキレイになりましょう。

ネガティブ思考を手放すとやせやすい体に変わる

今よりキレイになりたいと食事を変えたとき、結果が出やすい人とそうでない人がいるのは事実。私の経験上いえるのは、「ポジティブに取り組んでいる人ほど結果が出やすい」ということです。

以前、私のところに食事の指導を受けに訪れた素敵なご夫婦がいました。奥さまのほうは何事にも前向きで、若玄米を食べるプログラムに対しても「楽しそう！やってみたいわ」といたってポジティブ。おいしいものを食べることやキレイになることに対して、とても積極的でした。一方、旦那さまのほうはというと、どうやらそれほど乗り気ではなかった雰囲気です。「毎日の食事を変えたくらいでメタボは改善されないだろう」「ご飯とお味噌汁の食事なんて、なんだか味気ないな」などという心の声が聞こえてくるようでした。

ところが、ご夫婦が同時にプログラムをスタートして数日もたたないうちに、歴然と結果に差が表れはじめたのです。同じものを同じタイミングで食べているにもかかわらず、奥さまのほうは明らかにほっそりされている一方、旦那さまのほうはまったく変動なし。これには本人たちも驚かれていたようでした。

二人の明暗を分けたのは、プログラムへの取り組み方だけです。ポジティブに取り組むかネガティブな気持ちを持って臨むのか、たったそれだけのことでキレイになれるか現状維持のままでいるか、運命は大きく変わるのです。

私たちの体はストレスを感じると唾液や消化液などの分泌が低下します。と同時に、ストレスに抵抗するために体内のビタミンやミネラルを消耗し、代謝を下げてしまうともいわれています。

体だけでなく、心への影響も想像するとわかりやすいですよね。何かを我慢するようなネガティブな食べ方をするより、少しでも楽しみを増やしていくポジティブな食べ方をしたほうがワクワクして心が元気になると思いませんか？

取り組み方ひとつで、結果は大きく変わります。食事の時間を楽しくポジティブにとらえると、なりたい自分は向こうから近づいてきてくれるようになります。

心が壊れそうになったら食事を整える

誰でもときにはブルーな気分になったり、落ち込んだりすることがあるでしょう。そんなふうに心が折れそうになったとき、あなたはどんなことをして自分の気持ちを立て直していますか？

私は「まず食べることから整えてみませんか？」というご提案をしています。毎日、口にする食べものと食べ方を変えるだけで、心と体は驚くほど変わるからです。

私がそれをもっとも実感するのは、プロのアスリートのみなさんの指導をしている場面です。食べものと食べ方を変えていくと、自然に顔つきまで変わってくるのです。「ここ一番」で結果を出すことに注力しているアスリートは、集中力や闘争心を最大の状態に高める必要があるもの。そのときに欠かせないエネルギーやホルモンは、やはり日頃から口にしているものからできているからにほかなりません。

アスリートだけでなく、ビジネスパーソンや専業主婦のみなさんもモチベーションを上げなければいけないシーンは日常でたくさんあると思います。そんなときに、がんばりがきく心と体でいるためにも、毎日の食事で整えておくことが大切です。

いざという場面では最大のパフォーマンスを発揮し、心と体を休める場面では深くリラックスできる。そんなメリハリのきいた心身を持てるようになったら、これから先どのような環境に置かれても自分で自分をコントロールできるようになります。それって、最強ですよね。

詳しいメカニズムを説明したりエビデンスを掲げたりすることはできなくても、心と体がつながっていることは感覚としてわかる人も多いのではないでしょうか。「腸は心の鏡」「心は腸の鏡」といわれることもあるように、食事を整えることには私たちのメンタルを健やかにしていける力が備わっていると思うのです。

丁寧にご飯を炊いて、心をこめて野菜たっぷりのお味噌汁をつくる。とてもシンプルなことですが、心が折れそうになったときはまずキッチンに立って、自分のために食事をつくってみてください。自分で自分を慈しむ意味でも、体に入れるものに気を配ると、思っている以上に元気な自分を取り戻すことができるはずです。

“万年ダイエッター”から卒業するための3つの秘訣

ダイエットという言葉の意味を正しく知っていますか？　じつはダイエットとは「やせること」ではありません。正確には、ダイエットとは「健康を維持するための食事管理」です。言い換えれば、体をベストな状態に最適化するということ。体を最適化することで、毎日の生活の質を高めていくことが大切なのです。

私が見てきたなかで、年齢を重ねるたびにキレイになっていく人たちのダイエットの続け方の共通点は、次の3つです。

POINT 1 こだわりすぎない

「毎日自炊しなければならない」「オーガニックの食べもの以外は食べてはいけない」というように、絶対に守らなければいけないルールをもうけると途中で苦しくなります。自分で打ち立てたこだわりが足かせとなってしまうようなら、そのこだわりはプラスにはならない不要なものだと気づきましょう。

POINT❷ 食べものを選ぶ力を身につける

食事をするとき、キレイな人たちは今の自分にとって何が必要で何が要らないのかを、自分の体や心と向き合いながら見極めることが習慣になっています。

自分にとってプラスになる食べものを選ぶ力を養いましょう。

POINT❸ がんばりすぎない

毎日、食事を整え続けることがキレイになるコツですが、がんばりすぎる必要はありません。ストレスをためた挙げ句に挫折してしまっては意味がないからです。たとえば2泊3日の旅行でご飯とお味噌汁を中心とした食事ができなくても、旅行から帰ってきた4日目から数日かけて調整していけばいいことです。

ダイエットが続かない「万年ダイエッター」になってしまうのは、本人の意思が弱いからではありません。必要な栄養素が不足しているだけかもしれないのです。

1日3食、ご飯とお味噌汁の食事をしっかりとれば、心も体も満たされて必要以上の食べものに対する欲求が自然と湧いてこなくなる可能性も大いにあるのです。

「楽しくコツコツ続けられる」食事の工夫

「ダイエットが続くコツはありますか?」という質問を、これまで思い出せないほどたくさん受けてきました。キレイになりたいという意識を持っている人ほど、いろいろな情報を得て、さまざまな努力をしてこられたのだと思います。そんな熱意にこたえるべく、私も真剣に向き合って食事指導をさせてもらっています。

ただ、ひとつお伝えしたいのは、つらいと感じるダイエットを続けることが目標ではない、ということです。私たちが目指すのは、ダイエットを続ける必要がなくなること。「楽しくコツコツ」の食事が、いつのまにか日常のルーティンとして身についていることなのです。

キレイな人たちは、そんなルーティンに対して、モチベーションを上げて臨むのが上手です。「楽しいから自然と続く」→「続けられるからどんどんキレイになる」

というサイクルに自分を乗せられるような、ちょっとした工夫をしているのです。
次の3つは、おもにリセットプログラムを実践する際の工夫ですが、普段の食事にも活かせるのでここでご紹介します。

TIPS❶ 写真を撮ってレコーディングする

毎日、何を食べたかをスマホのカメラで撮って記録します。誰かに送ったり、SNSにアップしたりしてリアクションがあることで楽しさは増幅します。

TIPS❷ お気に入りの食器を使う

ご飯とお味噌汁とおかず、というシンプルな食事だからこそ、器やランチョンマット、箸置きなどをお気に入りのものにして楽しむのもおすすめです。毎日使う器が好きなものだと気分が上がります。

TIPS❸ 好きなおかずを食べる

お取り寄せしたりデパートでおかずを買ったりしている人もいます。好きなおかずがあると、毎日の食事がもっと楽しみになります。

「楽しくコツコツ」をいかに楽しむかがキレイになる秘訣ともいえるでしょう。

「1日2食」「1日1食」をやめると太りにくくなる

1日2食や1日1食で済ませている人がいますが、食事でキレイになるなら1日3食はマスト。朝、昼、晩と3回、ご飯とお味噌汁の食事をとることが、食べてキレイになるコツです。

1日3食が必要な理由は、大きく分けて次のふたつです。

ひとつ目は、「よく噛んで食べることは胃腸のエクササイズになるから」です。3章でお話ししたとおり、よく噛んで食べて胃腸を動かすことで消化吸収が加速され、胃腸も強くなります。胃腸のエクササイズと考えると、1日1回しか運動をしないより1日3回の運動をきちんとしている人のほうが健康な胃腸を維持できるだけでなく、代謝を活発にしてやせやすい体をつくることは想像できますよね。

ふたつ目は、「ダイエットの結果が出やすくなるから」です。私が指導しているプログラムでは、「1日2合のご飯を食べましょう」と推奨しています。1日2合は、ご飯にするとお茶碗約5杯分になります。もしも、1日2食にすると、1回の食事でご飯を2～3杯ずつ食べることになります。はたして、一度にそんなにたくさんのご飯を食べることができるでしょうか。仮に食べられたとしても、血糖値の急上昇は避けられないでしょう。

もしも、そこでご飯の量を少なくしてしまうと、今度は翌日のお通じに響くことになりかねません。便をつくる材料となるものを一定量食べていなければ、出るものも出ない状態になるからです。

1日の食事の回数を減らすことは「噛む機会が減る↓胃腸のエクササイズの回数が減る↓消費エネルギーや代謝量が減る↓やせにくくなる」というマイナスのサイクルに入ってしまうことになります。

食事をすることは、自律神経にも影響があるといわれています。メンタルを安定させるためには、食べたり食べなかったりではなく、1日3回の食事をできるだけ決まったリズムでとることが大切です。しっかり食べれば心にも体にもいいことがたくさん起こるのです。

ダイエット成功のコツは「なりたい自分」を明確に描くこと

「なりたい自分」を明確にすればするほど、私たちの心と体はそのゴールに向かって整っていきます。

たとえば「あと5kgやせたい」「40kg台になりたい」ということよりも、その先の「それが叶ったら、どんなことをしたいの？」を、自分自身に問い合わせてみることです。

そんなふうに「なりたい自分」がハッキリとイメージできたら、自然とワクワクしてくるはず。そのワクワクする気持ちが、私たちの原動力となって毎日「楽しくコツコツ」のダイエットを成功へと導くことになるのです。

「なりたい自分」になって、その先にあるしあわせを考えることがダイエットの目的。そう気づくと、自然と毎日の生活を整えることに目が向くようにもなります。

たとえば私だったら、「栄養素の難しい話や科学的根拠を、わかりやすく何かにたとえたり、平易な言葉にしたりして、多くの人たちに通訳していくこと」が自分のやりたいことであり、しあわせにつながることでもあります。そのためには管理栄養士として、いつでも元気でいなければ、話すことにも説得力が足りなくなってしまいます。だからこそ、「楽しくコツコツ」毎日の食事を楽しみながら、いつでもベストな状態でいよう、ということになるのです。

食べることや食べ方も、まずは「なりたい自分」を描いて、目的を持つことがすべてのはじまりです。その次に、「だったら今の自分に必要なのは何だろう?」と具体的なアクションレベルまでどんどん掘り下げていきます。

すると、「便秘を改善したいからご飯に雑穀を混ぜて食べよう」「体にたまった老廃物を排出したいからご飯をよく噛んで食べよう」というように、今日やるべきことが見えてくるようになります。ときには、「ご褒美に甘いものを食べたいから、素材の質のいいものを食べて満足感をしっかり味わおう」もアリでしょう。

大切なのは、食べものに振り回されるのではなく、自分が主導権を握ってダイエットをしていくということ。「なりたい自分」は自分で決めていいのです。

「一見、ヘルシー」な食べものに気をつける

「お昼は毎日、サラダにしてがんばっているのにぜんぜんやせないんです」という女性からの話を聞くことがあります。前菜のイメージが強いサラダを昼食などのメインにするサラダランチは、ここ数年、ヘルシー志向の人たちに人気のメニューになっています。生野菜とはいえ意外とボリュームがあって、お腹がいっぱいになるともいわれています。

ただ、サラダランチは一見ヘルシーですが、だからといってダイレクトに「やせる」「キレイになる」とつながっているわけではないことを知っておく必要があるでしょう。その理由は次の3つです。

POINT 1 野菜だけではエネルギーになりません

私たちの体を動かすメインのエネルギー源になるのは、炭水化物と脂質、たん

ぱく質です。野菜はおもにビタミンやミネラル、食物繊維といった栄養素をとるための食べもの。必要不可欠ではあるものの、野菜だけでは主役になることはできません。野菜だけ食べていては、体だけでなく心も元気がなくなってしまいます。

POINT 2　夜の血糖値の急上昇が心配

チキンやクルトンといったたんぱく質や炭水化物が含まれていたとしても、野菜だけではすぐにお腹が空いてしまうはず。夕食までの空腹時間も長くなり、夕食に食べるものによっては血糖値が急上昇するリスクもあります。

POINT 3　意外と多い「脂質」に注意

サラダにかけるドレッシングやマヨネーズの脂質は想像以上に多いもの。市販のノンオイルドレッシングやカロリーカットをうたったドレッシングも原材料にいろいろな添加物が含まれていることも多く、積極的におすすめはできません。

ご飯とお味噌汁をしっかり食べたうえでなら、ビタミンやミネラルといった栄養素がとれるサラダはプラスの食べものに変わります。一見ヘルシーな食べものも、自分にとってヘルシーかどうかを考えて、プラスになる食べ方をしましょう。

食後の「だらだらスマホいじり」をやめる

「キレイになるなら、ハードな運動は欠かせない」という思い込みは手放しても構いません。毎日のように長距離を走ったり、スポーツジムに通って大量の汗を流したりすることを「私にはちょっと厳しいかな」と感じるようなら、むしろダイエットのさまたげになるので無理に運動をしようと考えなくてもいいと思います。

キレイになることにハードな運動が必要だと思い込んでいる理由は、「運動をすればエネルギーを消費することができるから」という考え方があるからでしょう。ですが、運動で消費するエネルギーは想像以上に少ないことは、多くの人が実感しているはず。運動が好きな人や気分転換になるならメンタルに与える影響はプラスですが、ハードルの高さを感じる人にとってはストレスになることもあります。

つらいと感じることを無理してがんばるより、日常生活の延長線上でできることで効率よくキレイになる方法があります。それは「食後すぐに動く」という行動です。

たとえば、ランチの後、「食休み」として動かずのんびりすごしていませんか？それよりも、頻繁に動いたほうが座ったままのときより血糖値が上がりにくいといわれています。ハードなエクササイズをしなくても、ちょっとした行動が血糖値の上昇を防いで、太りにくい体をつくる、ということです。

「別のフロアに階段を使って書類を届けに行く」「部屋に掃除機をかける」「洗濯ものをベランダに干しに行く」「1軒先のコンビニに足を運ぶ」というような運動とはいえないように思える作業でも、何もしないでくつろいでいる状態よりはエクササイズとしてカウントされ、血糖値の上昇を防ぎます。

食事の後でも血糖値を急上昇させないことが太りにくい体をつくる基本ですから、食後に活動することは血糖値をコントロールする意味ではとても効果的といえるでしょう。少なくても、「食後はどっかり座ってスマホを眺めてまったりとすごす」などということだけは避けましょう。とりあえず椅子から立ち上がることが、キレイをつくるエクササイズのスタートです。

「ながら食べ」は太るもとと心得る

「週末は海外ドラマを観ながらご飯を食べている」「仕事中は時間がもったいないのでデスクで食事をすることがある」といった、いわゆる「ながら食べ」をしていませんか？「ながら食べ」は、噛むことがおろそかになりがちなので、なかなかやせない原因になるだけでなく、せっかく体にいいものを食べていてもその効果を実感できなくなってしまう可能性もあります。

じつは私もまだ管理栄養士になる前には「ながら食べ」をしていたことがありました。仕事をしながらおにぎりを食べることに対し、なんの疑問も持たないどころか、時間の短縮になるとさえ思っていた時期があります。ですが、食べものと食べ方が体だけでなく、心にも影響を及ぼすということを学んでからは、「ながら食べ」から自然に卒業できました。

「ながら食べ」の心への影響は、交感神経と副交感神経から成り立つ、自律神経の話にかかわってきます。活動をしながら何かを食べるということは、交感神経と副交感神経のスイッチが同時にオンの状態になっていること。車でいえば、アクセルとブレーキを両方踏むことと同じです。そうなると、自律神経は乱れ、心と体に不調が出はじめてもおかしくありません。いつでもメンタルを安定させて健やかに保つためにも「ながら食べ」の習慣はやめましょう。

意識を「今ここ」に集中して食事をするのは、想像以上に時間とエネルギーが必要です。私がそれを実感したのは、自分でためしてみたことがあるからです。そのときはお茶碗に2杯分くらいのご飯と具だくさんのお味噌汁1杯を食べることに集中し、ただ黙々とよく噛んで、食べものの味を味わいました。それをタイマーで計ったところ、ご飯とお味噌汁の食事なのに、なんと45分もかかったのです。

さすがに毎食それを実践するのは現実的とはいえませんが、本来はそのくらい集中して食事をすると心身にとっては最高のリラックスタイムになるということ。お休みの日など時間に余裕があるときなどに、心と体を休めるために、ためしてみてもいいかもしれませんね。

「食べることばかり考えてしまう人」が今すぐやめるべきこと

「食べもののことばかり考えてしまうんです。とくに甘いもののことを考えると、無性に食べたくて気持ちを抑えられなくなります」という切実な相談を受けたことがあります。詳しくヒアリングしたところ、さまざまな情報を自己流に解釈した彼女は「炭水化物を食べない」という極端な食事をしていることがわかりました。

32ページでお話ししたように、私たちの体に必要なエネルギーのバランスは、食事全体を100％としたときに、「炭水化物は50～65％、たんぱく質は13～20％、脂質は20～30％」というものでした。彼女の食事のように、炭水化物がほぼゼロに近くなると、円の内訳はほぼ、たんぱく質と脂質になってしまいます。

だとしたら、体が炭水化物を求めるのも仕方がないこと。炭水化物だけでなく、炭水化物に含まれる糖質についても脳は枯渇した状態が続いているために「大至急、甘いものを食べなさい」という指令が脳から出され続けることになるのです。

食べもののことばかり考えたり、甘いものを食べたくて我慢ができなくなったりするのは、彼女のメンタルが弱っているせいなどではなく、脳からの指令に忠実にしたがっているだけといってもいいでしょう。

そのことをお伝えして「だから罪悪感を抱く必要はありませんよ。それよりも、今日からしっかりご飯を食べましょう」とアドバイスしました。ご飯をしっかり食べて、必要な分の糖質をとることができれば、脳からの指令は送られてこなくなり、自然と過剰な食欲や甘いものへの欲求が収まるのは明らかだからです。

もしも今、「我慢しなくてはいけないのに、食欲を抑えられない」「甘いものを食べたらダメだと思っているのに、コンビニの前を通ると我慢できずになんでもいいからスイーツを買ってしまう」などというように、暴走する食欲をコントロールできずに苦しんでいるなら、それは体や脳が必要としている栄養素が足りていないサインかもしれません。その苦しみは、しっかり食べることで解決できる可能性が高いでしょう。

体重計に乗るのをやめても一生モノのキレイは手に入る

私が指導しているプログラムでは、体重を量るのは初日と最終日の2回だけです。「ダイエット中は毎日体重を量るのが鉄則なのでは?」と驚かれることがありますが、私はとくに体重だけを指標にする必要はないと考えています。

そもそも前日と比べて数百gとか1kgとかの変化があったとしても、見た目の変化はわからないことのほうが多いはず。それなのに、そこで一喜一憂してブルーになるほうがメンタルの健康にはよほどダメージがあると思いませんか?

もともと、ご飯とお味噌汁を中心とした食事にシフトすると、一時的に体重が増加することもあります。これはご飯を食べることによって、体内の水分量が増えるからです。細胞レベルでみずみずしい潤いがアップしたという証左でもあり、嘆くことというよりは、むしろキレイになるうえではうれしいことといっていいでしょう。

そうしたことからも、体重計の上に表示される数字より、「お腹まわりがすっきりして、きつかったパンツがはけるようになった」「鏡に映る自分の顔が少しシュッとして見える」というような見た目や感覚の変化のほうが、モチベーションが上がる分、大切ではないでしょうか。

体重よりも、毎日計測してもらっているのはお腹まわりと体温です。体温を測ることには食べものと食べ方が適正かどうかを見極める目的もあります。

1日3食しっかりご飯とお味噌汁の食事をとるようになって、胃腸の働きが活性化すると、食べたご飯の炭水化物がきちんと体内に吸収されるようになります。食べたものがエネルギーに変わるとき、私たちの体温は上昇します。

もちろん個人差もありますが、私の経験上、平熱が35℃台だった人は36℃台に、36℃台の前半だった人は後半に、それぞれアップし、代謝を上げることにもつながります。体温が上がると唾液や胃液などの消化酵素の温度も底上げされるため、さらに消化が活発になることも大きなメリットです。

体重を量ることで余計なストレスを抱え込むなら、体重計に乗るのをやめましょう。心を守りながらキレイになることのほうが、はるかに大事なことです。

10年前より確実に元気でベストな自分でいられる理由

ご飯とお味噌汁の食事を続けていると、「キレイになったね」「あれ？ 若返った？」といわれる機会が増えるのは事実。メディアで話題の女優さんやモデルさんも、美と健康の秘訣を聞いてみると「美容」と「運動」のほかに、必ずといっていいほど「食事」をキーワードに挙げていると思いませんか？

私自身も、昔の写真を見た人や久しぶりにお会いした人から、そんなふうにいわれることが増えました。見た目に関する自覚はそれほどないものの、たしかにメンタルはずっと安定しているようです。食事を整えることが、心の栄養にもつながっていることを実感します。

もちろん私も楽しいことが大好きなので、仲間と一緒にケーキも食べればお酒も飲みます。旅先や出張先でその土地のおいしいものを食べることも楽しみです。

ただ、昔の自分と決定的に違うのは「整えていくスキル」が身についたことだと思っています。楽しい食事の席ではリミッターをはずして思いっきり食べることを楽しむ。ですが、翌日からは整えるための食事として、ご飯とお味噌汁をしっかり食べて前日までの体を修正していく。そのスキルを身につけさえすれば、「何を食べても今日は大丈夫。また明日から整えていこう！」と自信を持って、自分らしく毎日をすごせるようになります。

じつは、「整えていくスキル」を身につけたおかげで、体調やコンディションは10年前より今のほうが絶好調です。たとえば、私の仕事には個人的な指導をはじめ、講演やセミナーなど人前で声を出すことが求められるシーンがたくさんあります。そんなときに体調がすぐれず、声がかすれていたり出なかったりしてパフォーマンスが下がると、多くの人にご迷惑をおかけすることにもなります。ところが、「整えるスキル」を身につけてからというもの、ここ10年はありがたいことに病気らしい病気ひとつせず、細胞レベルで元気になっていることがわかります。

「整えていくスキル」という一生モノの食事術を身につければ、この先ずっと「10年前より元気でキレイな自分」でいられることは間違いないのです。

おわりに

最後までお読みいただきまして、どうもありがとうございました。

今は、さまざまなキレイになるための情報があふれている時代。だからこそ、いろいろな方法で何度もダイエットに挑戦する人も多いのではないでしょうか。私のプログラムを受講しているみなさんも、その多くは「ファスティングをやってみたけれど私には合いませんでした」「糖質制限ダイエットで一時的に体重は落ちたものの、リバウンドしてしまいました」といった経験の持ち主です。

その結果、「理想の体になれないのは体質のせい？」「もうこの年齢だと無理なの？」「自分の努力が足りないから？」などと悩み、また次の新しいダイエットに挑戦する……というループにはまって抜け出せない人もいます。

この本は、そうした「ダイエット迷子」になっている人たちを、ひとりでも多く救いたいという気持ちで書かせていただきました。厳しい食事制限やハードな運動などを強いられたり、食べることを我慢したり、友だちとの楽しい食事の時間を犠牲にしたり、挫折によって苦しい思いをしたりすることからは、一刻も早く卒業してほしかったのです。

なぜなら、キレイになることに苦しさやつらさはまったく必要がないからです。「キレイ」の価値観が多様化する今、求められているのは自分自身が心地よく、楽しいと思える心と体の最適化。その大事な役割を果たすのが「食事」なのです。

食事のことに限らず、普段から私が大切にしているのは「今この瞬間を大切に生きる」ということです。

人との出会いなら、「今、目の前にいる人のことを大切にする」。仕事なら、「今、この仕事に全力で取り組む」。そしてもちろん食事なら、「今、自分に必要な食べものを目いっぱい楽しみながら、よく噛んでしっかり食べる」。そんな「今」を積み重ねていくことが、自分の望むしあわせな未来へと続いていると信じているからです。

「心が変われば行動が変わる
行動が変われば習慣が変わる
習慣が変われば人格が変わる
人格が変われば運命が変わる」

これは、私のシンプルなキッチンに20年ほど前から飾っているお気に入りの言葉のひとつです。私にとって食事とは心と体を健やかに整えるもの。毎日のことだからこそ、やがて運命を好転させる力すら持っていると思っています。

目標の体重になったら終わりにするダイエットではなく、この先もずっと輝き続けるための食べものと食べ方を習慣にしていくこと。いろいろな情報に惑わされることなく、自分のペースで、自分らしく、食事をしていくこと。この本を読んで、それを身につけていただけたなら、著者としてこのうえなくしあわせです。

最後になりましたが、10年前、私にたくさんの知識を与えてくださった一般社団法人管理栄養士地位向上協会代表理事・長井彩子先生、食の本質を学ばせていただいた一般社団法人日本健康食育協会代表理事・柏原ゆきよ先生、スポーツ栄養の道を切り拓いてくださった一般社団法人食アスリート協会代表理事・神藤啓司さま、FREC株式会社代表取締役社長・馬淵恵先生、そして、素敵なご縁をつないでくれたASA.Pilates -Minami Aoyama- 主宰・Asaさん、I PILATES代表・足立めぐみさん、心より感謝申し上げます。

本書出版にあたりひとかたならぬご尽力を頂戴いただきました株式会社KADOKAWA・馬庭あいさま、私の想いをたくさん汲み取っていただきカタチにしてくださった山口佐知子さま、その他見えないところで携わってくださったみなさま、本当にありがとうございました。

また、いつも支え続けてくれている家族、友人たち、そして40年前、栄養学の道へ背中を押してくれた両親に心より感謝。

この本が読者のみなさまのなりたい10年後への第一歩になることを願っています。

萩野祐子

萩野 祐子

管理栄養士。血糖分析アドバイザー。ユイット合同会社代表。総合病院やクリニックでの栄養指導をはじめ、俳優、タレント、トップアスリートの栄養サポート、一般の方のダイエットサポートなど年間500名以上の指導経験を有す。2018年よりピラティススタジオI PILATESにて食サポートに携わる。また、700名以上の血糖分析経験を活かし血糖分析アドバイスサービス「imilto」を立ち上げる。セミナーや食育イベント、雑誌の記事監修など幅広く活動。一般社団法人管理栄養士地位向上協会講師。一般社団法人食アスリート協会講師。

Instagram　@yuko.hagino
HP　https://you-eat.net/

食《た》べなきゃキレイになれません

食《た》べるほどやせて肌《はだ》も体《からだ》も若返《わかがえ》る食事術《しょくじじゅつ》

2023年12月4日　初版発行

著者　萩野《はぎの》 祐子《ゆうこ》

発行者／山下 直久

発行／株式会社KADOKAWA

〒102-8177　東京都千代田区富士見2-13-3
電話 0570-002-301（ナビダイヤル）

印刷所／大日本印刷株式会社

製本所／大日本印刷株式会社

●お問い合わせ
https://www.kadokawa.co.jp/（「お問い合わせ」へお進みください）
※内容によっては、お答えできない場合があります。
※サポートは日本国内のみとさせていただきます。
※Japanese text only

定価はカバーに表示してあります。

ISBN 978-4-04-683157-6 C0077